Tessa Randau

Mut beginnt im Herzen

Tessa Randau

MUT BEGINNT IM HERZEN

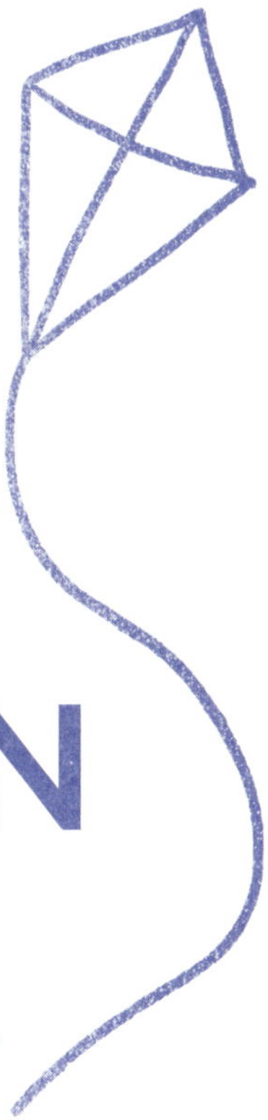

Lass deine Ängste los
und lerne fliegen

Mit Illustrationen von
Ruth Botzenhardt

dtv

Wichtiger Hinweis

In diesem Buch geht es um das Thema
Angst und Angststörungen.
Die Geschichte kann Mut machen,
Gedankenanstöße liefern und inspirieren.
Sie kann keinen Arztbesuch und
keine Psychotherapie ersetzen.

FSC
www.fsc.org
MIX
Papier | Fördert
gute Waldnutzung
FSC® C019821

Originalausgabe 2025
dtv Verlagsgesellschaft mbH & Co. KG, München

Dieses Werk wurde vermittelt durch die Literarische
Agentur Gaeb & Eggers

Umschlaggestaltung: buxdesign | München unter Verwendung
einer Illustration von Ruth Botzenhardt
Gesetzt aus der Sabon next
Satz: Gaby Michel, Hamburg
Druck und Bindung: Druckerei C.H.Beck, Nördlingen
Printed in Germany · ISBN 978-3-423-35241-3

Für all die Mutigen,
die sich jeden Tag aufs Neue
ihren Ängsten stellen.

Ihr seid nicht allein.

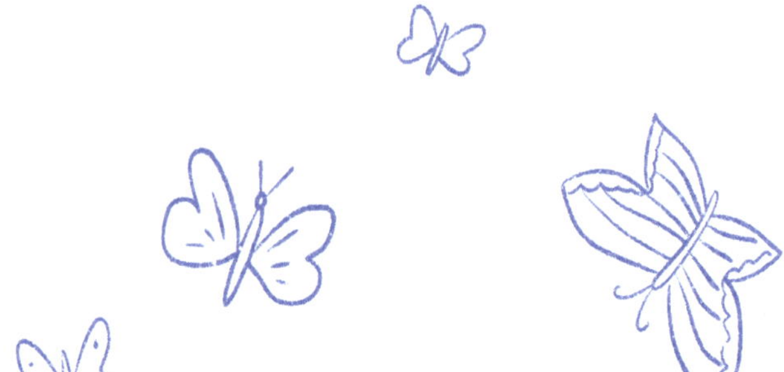

Wenn die Angst mit dir spricht,
dann hör ihr zu.
Sie ist kein Feind,
sondern eine Chance auf Veränderung.

22. AUGUST

Ich stehe an Gleis 14 des Hamburger Hauptbahnhofs. Helles Sonnenlicht flutet durch die hohen Deckenfenster. Um mich herum streben Menschen zu den Türen des Intercitys. Die Wagenreihung wurde geändert. Im Pulk der Suchenden schwimme ich mit, den Blick auf meine neunjährige Tochter vor mir geheftet. Ich spüre die Nervosität der Menschen, die nach ihrem Waggon Ausschau halten. Fest umschließe ich die kleine, warme Hand meines sechsjährigen Sohnes.

»Wo müssen wir hin?«, fragt er ängstlich.

»Da vorne«, antworte ich. »Wagen 8.« Meine Schultern sind angespannt, meine Augenlider schwer. Ich bin müde, erschöpft. Das Wochenende in Hamburg hat mir nicht die gewünschte Erholung gebracht. Im Gegenteil. Das Gefühl, keinem Bedürfnis gerecht zu werden, weder dem meiner Kinder noch meinem eigenen, hat mich in den letzten drei Tagen innerlich wundgerieben. In meinem Kopf flirrt es.

Wir nähern uns der Tür von Wagen 8. Ich halte meine Kinder beim Einsteigen fest, dann erklimme ich selbst die Stufen des Waggons. Drinnen ist es warm und stickig. Ich stelle den Koffer vorne in die Ablage, suche unsere reservierten Plätze. Ich atme tief ein, doch ich habe das Gefühl, dass kaum Sauerstoff meine Lungen erreicht. Ich packe den Computer aus, stelle ihn vor meinen Kindern auf den Tisch, lege die DVD ein. Sie setzen ihre Kopfhörer auf, fixieren den Bildschirm, und ich erkenne an ihren entrückten Blicken, dass sie gedanklich nicht mehr hier, sondern auf Saltkrokan sind. Ich sinke auf meinen Gangplatz hinter ihnen. Menschen schieben sich an mir vorbei. Koffer streifen mein rechtes Bein, schwankende Rucksäcke kommen mir bedrohlich nahe. Mein Brustkorb wird enger. Auch das Flirren nimmt zu.

Ich will hier raus, flüstert eine leise Stimme in meinem Kopf. In diesem Moment schließen sich die Türen. Der Zug fährt an. Ich versuche, ruhig zu atmen. *Zu wenig*, sagt mein Kopf. *Viel zu wenig Sauerstoff.* Mein Herz schlägt schneller. Meine Hände sind kalt. Ich krame die Wasserflasche aus dem Rucksack zu meinen Füßen, trinke kleine Schlucke. *Das ist der Kreislauf. Das wird gleich wieder*, beruhige ich mich.

Ich hole ein Buch aus meinem Rucksack, schlage die Stelle auf, wo mein Lesezeichen steckt, doch mein Kopf schafft es nicht, den Inhalt zu erfassen. Ich lese die Zeile noch einmal. Und noch mal. Mir wird flau im Magen. In meinen Ohren setzt ein leises Rauschen ein. Mein Herz stolpert. Ich brauche mehr Luft.

Die Bremsen quietschen. Der Zug hält in Hamburg-Harburg. Einen kurzen Moment lang überlege ich, ob ich ganz schnell alles zusammenraffen, meine Kinder schnappen und den Zug verlassen soll. Doch kaum habe ich den Gedanken zu Ende gedacht, schließen sich die Türen wieder. Chance verpasst.

Ruhig bleiben, denke ich voller Panik. In meinem Kopf wird es dumpf. Schwarz. Leer. Alles beginnt sich zu drehen. Erst langsam, dann immer schneller. Mein Herz rast. Das Rauschen in meinen Ohren ist jetzt so intensiv, dass ich alle anderen Geräusche nur noch gedämpft wahrnehme, so als kämen sie von weit her. Ich spüre, dass mein Mageninhalt nach oben will. Meine Knie zittern. Mein Mund ist trocken. Meine Hände sind eiskalt.

Ich ringe nach Luft. Und habe nur noch einen Gedanken: *Ich muss hier raus.* Ich habe Angst davor, gleich komplett die Kontrolle über mich und meinen Körper zu verlieren. Nicht mehr atmen zu können. Zu ersticken. Am liebsten würde ich aufspringen, zur Tür rennen und so lange schreiend dagegen hämmern, bis der Zug anhält und ich an die frische Luft kann. Denn das ist das Einzige, das mich jetzt noch retten kann. Echter Sauerstoff.

Mit aller mir zur Verfügung stehenden Kraft reiße ich mich zusammen. Die Vorstellung, hier vor allen Leuten komplett auszuflippen, ist so demütigend, so beschämend, dass sie mir dabei hilft, nach außen ruhig zu wirken.

Ich nehme das Handy, das vor mir auf dem runtergeklappten Tischchen liegt und schaue auf die Display-Uhr. Noch fünfeinhalb Stunden Fahrt. Wie soll ich das bloß überleben? Ich öffne die Bahn-App. In fünfundvierzig Minuten halten wir in Bremen. Meine Rettung! Da kann ich raus.

Aber wie geht es dann weiter? Wie kommen wir nach Hause? Fieberhaft wäge ich verschiedene Möglichkeiten ab:

Ich könnte ein Hotelzimmer suchen und am nächsten Tag mit den Kindern weiterfahren. Aber ab morgen will die Bahn streiken. Kommen wir dann überhaupt heim?

Könnte uns jemand mit dem Auto abholen? Nein, das ist zu weit.

Sollen wir aussteigen und einen späteren Zug nehmen? Aber was würde das ändern? Dann wäre ich wieder gefangen und wir hätten keine reservierten Sitzplätze mehr. Müssten vielleicht stundenlang im Gang sitzen oder stehen.

Wie ich es auch drehe und wende: Bremen ist keine Lösung. Der Satz bleibt in meinem Kopf hängen. *Bremen ist keine Lösung.* Wie ein Mantra sage ich ihn lautlos auf, während die flache Landschaft am Fenster vorbeifliegt. *Bremen ist keine Lösung. Bremen ist keine Lösung.* Ich trinke und versuche, die Panik in mir festzuhalten. Eine eiserne Faust um sie zu legen, damit sie nicht gänzlich die Kontrolle übernimmt. *Bremen ist keine Lösung. Bremen ist keine Lösung.*

Eine unendlich lange Zeit später fährt der Zug in Bremen ein. Mein Fluchtinstinkt siegt. Ich springe auf, werfe Wasserflasche und Buch in meinen Rucksack. Gehe zu meinen Kindern und klappe, ohne jede Vorwarnung, den Laptopdeckel zu.

»Mami, was machst du da«, faucht mich meine Tochter wütend an.

»Wir müssen raus!«

Meine Tochter sieht mich verständnislos an. »Warum?«

Was tue ich hier? Das ist doch völlig verrückt!, komme ich zur Besinnung. *Was soll ich denn sagen, wenn wir gleich draußen in Bremen auf dem Bahnsteig stehen? Tut mir leid, Kinder, aber eure Mami hatte gerade Angst davor, im Zug zu ersticken, deshalb stehen wir jetzt hier. Leider weiß ich selbst nicht, wann und wie wir wieder nach Hause kommen.* Stattdessen siegt die Stimme der Vernunft: *Du bist die Mutter. Du trägst die Verantwortung. Du musst da jetzt durch!*

»Tut mir leid, war ein Missverständnis«, murmle ich, klappe den Laptop wieder auf und werfe meinen Kindern, die mich immer noch irritiert ansehen, ein beruhigendes Lächeln zu.

Dann sacke ich auf meinem Platz hinter ihnen in mich zusammen.

Die Türen schließen sich wieder und ich wappne mich für das, was jetzt kommen wird. Die Panik, die ich nicht mehr kontrollieren kann. Die wie eine Welle über mir zusammenschlagen und den letzten Rest Luft aus meinen Lungen pressen wird.

Der Zug fährt los. Ich schließe die Augen und erwarte das Unvermeidliche.

Doch es kommt nicht. Stattdessen kommt etwas, womit ich nicht gerechnet habe. Ein unfassbares Gefühl der Erleichterung.

Ich habe es geschafft! Glückshormone rauschen durch mein Blut, weiten meine Lungen und lassen mein Herz langsamer schlagen. *Ich habe es geschafft!* Doch ich spüre, dass die Gefahr noch nicht gebannt ist. Die Angst ist nicht weg, hat sich nur zurückgezogen. Lauert irgendwo in einem versteckten Winkel, bereit, vielleicht später noch einmal zum Sprung anzusetzen.

Ich öffne die Bahn-App und sehe mir die weitere Strecke an: Osnabrück, Münster, Gelsenkirchen, Essen, Duisburg, Düsseldorf, Köln, Bonn, Koblenz. Noch neun weitere Stopps, bis wir an unserem Ziel in Mainz sind. Neun weitere Möglichkeiten zum Fliehen. Dazwischen Phasen des Gefangenseins. Maximal fünfzig Minuten zwischen zwei Bahnhöfen, oft auch kürzer.

Mein Mantra wandelt sich von *Osnabrück ist keine Lösung* über *Münster ist keine Lösung* bis hin zu *Koblenz ist keine Lösung*. Bis ich schließlich völlig erschöpft in Mainz aus dem Zug taumle.

Ich habe überlebt.

*

Zu Hause stelle ich Koffer und Rucksack im Flur ab und sage meinen Kindern, dass ich ein paar Minuten an die frische Luft muss. Zum Glück sind sie inzwischen so groß, dass man sie für kurze Zeit alleine lassen kann. Dann gehe ich los, der Sonne entgegen, die den Weg durch die Felder in warmes Abendlicht taucht. Ich bleibe stehen, schließe die Augen und versuche, meine Umgebung mit allen Sinnen zu erfassen. Ich spüre die milde Luft auf meinen Armen, rieche das frisch gemähte Gras, höre die Grillen zirpen. In der Ferne tuckert etwas, vielleicht ein Schiff oder ein Traktor? Ich spüre, wie der Sauerstoff in meine Lungen strömt, ziehe meine Schultern hoch zu den Ohren und lasse sie mit einem lauten »Pffft« wieder fallen. Das wiederhole ich mehrere Male. Dann öffne ich die Augen und gehe weiter.

Ich bin so glücklich und dankbar, wieder hier zu sein. Zu Hause. In Sicherheit. *Was war das heute im Zug?*, frage ich mich, obwohl ich die Antwort kenne. Eine Panikattacke. *Aber warum?*, grüble ich. *Warum gerade jetzt? Und warum im Zug?*

Normalerweise liebe ich es, Zug zu fahren. Einfach nur dazusitzen und mich um nichts kümmern zu müssen. In Ruhe zu lesen oder am Computer ein Fotobuch zu gestalten. Dinge, für die ich in den letzten Jahren kaum Zeit hatte. Zugfahren hat für mich immer Entspannung, Freizeit, Ich-Zeit bedeutet. Was ist heute bloß los gewesen? Während meine Gedanken kreisen, laufe ich blind weiter, habe keinen Blick für die Natur. Bin selbst der Raum, in dem ich mich bewege. Als mir das bewusst wird, halte ich inne. Ich versuche, die Gedanken wegzuschieben und mich nur auf die Umgebung zu konzentrieren. Die Ähren zu meiner Linken, die sich so hübsch in der Abendluft hin und her wiegen, als seien sie grazile Tänzerinnen. Die kleinen Tannenbäume zu meiner Rechten, von denen einer in wenigen Monaten geschmückt in unserem Wohnzimmer stehen wird. Die zierliche weiße Blüte unten am Wegesrand.

An einer bunten Wildblumenwiese bleibe ich stehen. Viele kleine weiße Schmetterlinge tanzen zwischen den Blüten umher. Ich suche mir einen aus und folge ihm mit dem Blick. Leicht und beschwingt gleitet er dahin. Mal hoch, mal tief. Wechselt immer wieder die Richtung. Sind diese Bewegungen kontrolliert? Weiß er, wo er hinmöchte, oder überlässt er seinen Weg ein Stück weit dem Schicksal?

Ich beneide ihn, diesen kleinen Schmetterling. Für seine Leichtigkeit. Seine Unbeschwertheit. Und dafür, dass er nicht weiß, dass sein Leben endlich ist.

23. AUGUST

Als ich am nächsten Morgen aufwache und ins Bad gehe, ist etwas anders als sonst. Ich spüre ein unangenehmes Ziehen im Bauch, das mich automatisch die Schultern anspannen lässt. Ich bin nervös, unruhig, so, als müsse ich gleich in eine wichtige Prüfung gehen. Dabei wartet nur der normale Alltag auf mich.

Ich betrachte mich im Spiegel, der über meinem Waschbecken hängt. Mein Gesicht ist bleich und sieht müde aus. Unter meinen Augen liegen leichte Schatten. Ich hebe die Mundwinkel, doch mein Lächeln wirkt unecht.

Es gelingt mir nicht, die Nervosität zu vertreiben. Sie steht mit mir in der Küche, als ich das Frühstück für die Kinder vorbereite, sitzt mir im Nacken, als ich im Büro auf die Computertasten tippe, geht mit in den Keller, als ich die Wäsche aufhänge. Mein Kopf versucht, ihr Einhalt zu gebieten, sagt: *Hey, es ist alles gut. Du brauchst keine Angst zu haben.* Doch mein Inneres glaubt ihm nicht. Die Unruhe hat sich in mir festgehakt wie eine Klette an einem Wollpulli. Immer wieder kehren meine Gedanken zur gestrigen Zugfahrt zurück. Es war schrecklich, sich so ausgeliefert zu fühlen. In meinem Kopf beginnt es wieder zu flirren.

*

Es ist Nachmittag. Ich sitze, mit meinem Laptop auf dem Schoß, auf dem Sofa und mache online Überweisungen. Obwohl es wohl kaum etwas Ungefährlicheres gibt, fühle ich mich so unwohl, als müsse ich allein im Dunkeln durch eine einsame Gasse laufen. Ich schnappe mir mein Handy, das neben mir liegt. »Können wir kurz reden?«, frage ich meine Freundin Judith, die ich übers Wochenende in Hamburg besucht habe, per Textnachricht.

»In dreißig Minuten? Bin gerade mit dem Hund draußen«, antwortet sie direkt.

Ich schicke ihr einen Daumen hoch und bin erleichtert. Ich muss dringend mit jemandem sprechen. Judith ist eine meiner besten Freundinnen, wir kennen uns seit dem Studium und ich kann ihr alles anvertrauen. Anders als ich, arbeitet sie nicht in einer TV-Produktionsfirma, sondern als freie Journalistin für verschiedene Zeitschriften. Gesundheit ist ihr Themenschwerpunkt. Vielleicht weiß sie, wie ich meine Nervosität wieder in den Griff bekommen kann.

Eine halbe Stunde später klingelt mein Handy.

»Hey, Schatzi«, begrüße ich Judith.

»Na, bist du wieder gut gelandet?«

»Leider nicht.« Ich klappe den Laptop zu und stehe auf. Während ich ihr von meiner Horrorzugfahrt erzähle, laufe ich ziellos zwischen Wohn- und Esszimmer hin und her. Irgendwann bleibe ich vor der Balkontür stehen und blicke hinaus.

»Oh nein, das ist ja schrecklich«, sagt Judith, als ich mit meinem Bericht fertig bin. Ihre Stimme klingt mitfühlend. Und besorgt.

»Das war es auch. Und ich habe keine Ahnung, was ich tun kann, damit es mir wieder besser geht.«

»Mm«, brummt meine Freundin nachdenklich. Während sie schweigt, verfolge ich mit den Augen ein Flugzeug, das einen weißen Streifen durch den perfekt blauen Himmel zieht. »Ich glaube, es wäre gut, wenn du Sport machst«, sagt sie schließlich. »Dabei kann dein Körper Stress abbauen und dein Kopf wäre abgelenkt. Wie wäre es mit einer Runde joggen oder mit Yoga?«

»Ich war seit Jahren nicht mehr laufen«, sage ich und schüttle unwillkürlich den Kopf. »Ich glaube, ich komme keine fünf Meter mehr weit. Und Yoga kann ich nicht. Du weißt doch, ich will schon ewig einen Kurs machen und schaffe es einfach nicht.«

»Dann ist jetzt der perfekte Zeitpunkt, um endlich anzufangen«, kontert sie und ich vermute, dass gerade ein spitzbübisches Lächeln über ihre Lippen huscht. »Also, keine weiteren Ausreden mehr. Such dir ein Anfängertutorial auf YouTube und leg los.«

»Aye, aye, Captain«, erwidere ich und muss schmunzeln, weil Judith ganz genau weiß, was für eine Drückebergerin ich bin, wenn es ums Thema Sport geht.

*

Fünfzehn Minuten später stehe ich, mit Leggins und T-Shirt bekleidet, in meinem Wohnzimmer. Auf dem Boden vor mir liegt die pinke Yogamatte, die ich vor etwa zwei Jahren gekauft und nur drei Mal benutzt habe. Seitdem fristet sie ein unbeachtetes Dasein in unserem Keller.

Seit Jahren nehme ich mir vor, Yoga zu machen, weil ich weiß, dass ich etwas als Ausgleich zu meinem Alltagsstress tun sollte, verschiebe es aber immer wieder auf den nächsten Tag oder die nächste Woche. Meine Ausrede: keine Zeit. Im Grunde stimmt das auch, mein Alltag ist extrem eng getaktet. Mein Job, der Haushalt und die Familie fordern mich fast rund um die Uhr. Vor allem unter der Woche, weil ich dann quasi alleinerziehend bin. Clemens, mein Mann, arbeitet seit drei Jahren in einer anderen Stadt und kommt nur am Wochenende nach Hause. Aber wenn ich ehrlich zu mir selbst bin, könnte ich mir die Zeit nehmen. Oft genug sitze ich auf dem Sofa und daddle auf meinem Handy rum. Surfe auf Instagram, Facebook oder irgendwelchen Klatschseiten, um einfach mal ein paar Minuten runterzukommen. Zeit, die ich auch für eine kurze Yogaeinheit nutzen könnte. Warum ich es nicht mache? Weil ich mich meist fürchterlich erschöpft und kraftlos fühle. So, als hätte jemand meinen Stecker gezogen. Mich dann zu überwinden, fällt mir einfach zu schwer, obwohl ich weiß, dass mir die Bewegung wahrscheinlich guttun würde. Doch heute ist es anders. Ich bin zwar auch erschöpft, aber gleichzeitig habe ich das Gefühl, elektrisch aufgeladen zu sein. Und dass ich irgendetwas tun muss, damit diese schreckliche Unruhe endlich wieder verschwindet. Deshalb klappe ich meinen Laptop auf.

»Mami, mir ist langweilig.« Mein Sohn steht plötzlich im Türrahmen.

Mist, bis eben hat er noch so toll in seinem Zimmer Lego gespielt. Seine große Schwester ist bei einer Freundin, doch für ihn konnte ich heute Nachmittag keine Verabredung vereinbaren. Seine Freunde sind alle beim Fußballtraining, aber dafür interessiert er sich nicht.

»Willst du nicht mehr Lego spielen?«

»Nee, keine Lust.« Gelangweilt schüttelt er den Kopf. Dann blitzen seine runden blauen Kinderaugen auf. »Kannst du Cars mit mir spielen?«

»Tut mir leid, Bärchen, aber ich wollte gerade Sport machen.«

»Bitte, bitte, Mami, nur ein bisschen.«

Fieberhaft überlege ich, wie ich aus der Nummer wieder rauskomme. Ferngesehen hat er vorhin schon. Die Karte ist bereits verspielt.

»Wie wäre es mit einem Hörspiel?«

Er runzelt seine kleine Stirn und scheint nachzudenken. »Ich will aber nicht alleine sein«, sagt er schließlich. »Kommst du mit in mein Zimmer?«

Sein Zimmer ist sehr klein und sehr vollgestopft. Da ist kein Platz für mich und meine Yogamatte.

»Das geht leider nicht.«

»Menno.« Enttäuscht rollt er die Unterlippe nach außen.

»Wie wär's, wenn du deine Kopfhörer holst und dich damit aufs Sofa setzt? Dann kann ich Sport machen und du bist bei mir?«

»Au ja.« Begeistert flitzt er zur Tür hinaus.

Ich gehe auf YouTube und suche nach einem Yogatutorial. Gerade, als ich ein Anti-Stress-Programm für Anfängerinnen gefunden habe, kommt mein Kleiner mit Kopfhörern auf den Ohren angetrottet und lässt sich zwischen die Sofakissen fallen. Ich drücke auf Start. Eine sympathische Frau, Anfang zwanzig, begrüßt mich und gemeinsam verbringen wir die nächsten dreißig Minuten auf der Yogamatte. Viele Figuren fallen mir schwer. Zum einen, weil sich einige Muskelgruppen in meinem Körper offenbar schon in den vorzeitigen Ruhestand verabschiedet haben. Zum anderen, weil meine linke Schulter seit Monaten immer steifer wird. Seitdem schlafe ich nachts sehr schlecht, weil die Schulter so schmerzt, dass ich kaum darauf liegen kann. »Frozen Shoulder« heißt die Diagnose. In ein bis zwei Jahren wird sie von selbst langsam wieder auftauen und beweglicher werden. Bis dahin muss ich damit klarkommen. Aber egal. Hauptsache, ich kann jetzt etwas tun, das die Anspannung auflöst.

Tatsächlich geht es mir nach dem Yoga besser. Die Konzentration auf die Übungen hat meinen Kopf aus dem Grübeln herausgeholt und das gleichmäßige Atmen hat die körperliche Stresskaskade unterbrochen. Ich bin erleichtert.

Als ich mich wieder zu meinem Sohn umdrehe, hebt er grinsend den Daumen hoch. »Mami, du sahst voll komisch aus«, sagt er fröhlich.

24. AUGUST

Konzentrier dich, ermahne ich mich und starre auf meinen Computerbildschirm. Seit einer knappen halben Stunde sitze ich vor meinen Themenvorschlägen. Vier habe ich bereits geschrieben, fünf muss ich gleich abliefern. Und mir fällt einfach nichts mehr ein. Ich tippe ein paar Zeilen, lese sie durch, lösche sie wieder, fange von vorne an. *Verdammt, nur noch zwanzig Minuten bis zur Konferenz*, denke ich beim Blick auf meine Armbanduhr. Die Sonne scheint warm durch die elektrischen Jalousien, die sich schon lange nicht mehr richtig kippen lassen, weil der Motor streikt. Es ist 9:40 Uhr und schon so heiß und schwül, als wäre es Nachmittag. Der aufgestellte Ventilator, der hinter mir brummt, bringt kaum Abkühlung.

»Morgen.« Ella, meine siebenundzwanzigjährige Kollegin, betritt unser Großraumbüro, das diesen Namen eigentlich gar nicht verdient hat, weil es nur ein kleiner, enger Raum ist, und nickt mir zu.

»Morgen.« Ich nicke zurück und schaue wieder auf meinen Bildschirm. Früher haben wir hier zu fünft gesessen. Jetzt sind wir nur noch zu dritt. Arbeiten aber das gleiche Pensum ab. Vielleicht sogar noch mehr. Mein ehemaliger Kollege Ralf verkauft jetzt Brillen in einem Optikergeschäft, Sonja hält sich – mehr schlecht als recht – als Freelancerin über Wasser. Außer mir sind nur noch Ella und Hans-Peter geblieben. Hans-Peter, 53, graue Schläfen und gemütliches Bäuchlein, sitzt mir gegenüber. Ella, kurzes blondes Haar, Nasenpiercing und viele Tattoos, sitzt hinter mir. Die beiden haben Vollzeitstellen. Ich arbeite, seit ich Mutter bin, nur noch fünfundzwanzig Stunden pro Woche. Zumindest offiziell. Dafür werde ich bezahlt. Für die vielen Überstunden, die regelmäßig dazukommen, nicht. Oft schaffe ich es nicht, um dreizehn Uhr zu gehen, sondern bleibe länger. Meine Kinder haben einen Schlüssel und wissen, wie man sich Essen in der Mikrowelle warm macht. Abends, wenn sie schlafen, sitze ich meist noch am Laptop und schreibe Konzepte für die nächsten Drehs.

Noch fünfzehn Minuten. In meinen Ohren beginnt es leise zu rauschen. *Bitte nicht*, denke ich voller Sorge und versuche, mich zu konzentrieren. Doch es funktioniert nicht. Mir wird schummerig im Kopf. Ich stehe auf, verlasse den Raum und gehe über den Flur mit dem zweckmäßigen dunkelgrauen Filzteppich. Kurz darauf öffne ich die Tür zur Damentoilette, die schon vor zwölf Jahren, als ich hier angefangen habe, verkratzt und nicht mehr wirklich weiß war, und steuere direkt auf das Waschbecken zu. Ich drehe das Wasser auf, warte, bis es kalt ist, und lasse es über die Innenseiten meiner Unterarme laufen. Etwas später nehme ich ein Stück Papier aus dem Spender, der an der Wand hängt, mache es nass und tupfe mein Gesicht ab. Meine Pupillen sind größer als sonst, meine Haut wirkt trotz Sommerbräune blass.

Schon als Kind wollte ich beim Fernsehen arbeiten. Damals liebte ich vor allem Quizsendungen wie ›1, 2 oder 3‹ mit Biggi Lechtermann oder Serien wie ›Pipi Langstrumpf‹ und ›Der kleine Vampir‹, die nachmittags im Kinderprogramm liefen. Die meisten Erwachsenen schmunzelten, wenn sie von meinem

Berufswunsch hörten. Beim Fernsehen zu arbeiten war einfach zu exotisch. Doch ich hielt an meinem Plan fest. Nach dem Abi ergatterte ich einen der heiß begehrten Studienplätze für Filmwissenschaft in Mainz. Während meines Studiums sah ich mich bereits in einem schicken Büro eines öffentlich-rechtlichen Senders sitzen, mit großen Fenstern und modernem Mobiliar, so wie ich es von verschiedenen Praktika her kannte. Mein Ziel: anspruchsvolle Reportagen und Dokumentationen drehen. Voller Ehrgeiz arbeitete ich darauf hin, beendete mein Studium mit Bestnoten. Doch das Schicksaal wollte es offenbar anders: Mein Abschluss fiel mit einer großen Medienkrise zusammen. So begann meine berufliche Karriere erst einmal mit einem Besuch beim Arbeitsamt. Ich erinnere mich noch genau an das demütigende Gefühl, das ich empfand, als ich eine Nummer zog, um mich anschließend zu den vielen anderen Menschen mit hoffnungslosen Gesichtern in den großen Warteraum zu setzen. Die Beraterin, die sich ein paar Stunden später meiner annahm, war freundlich, doch außer einem Bewerbungstraining konnte sie mir nichts anbieten. Nach unzähligen Bewerbungen und verschiedenen Gelegenheitsjobs zog ich schließlich doch noch meinen persönlichen Sechser im Lotto. Ein Volontariat bei einer kleinen Produktionsfirma, die überwiegend anspruchsvolle Magazinbeiträge für große Sender produzierte.

Die ersten Jahre waren großartig. Mein Chef ließ mich von Anfang an als vollwertige Kraft mitarbeiten. Ich schrieb Konzepte, war mit Kamerateams auf Drehs, saß mit Cutterinnen und Cuttern beim Schnitt, schrieb Texte für Beiträge, die ich selbst vertonte. Überstunden gehörten damals schon dazu, aber sie störten mich kaum. Ich war Mitte zwanzig und liebte meinen Job. Was machten ein paar Überstunden da schon aus?

Doch die Medienwelt rutschte immer tiefer in die Krise. Sendungen, für die wir gearbeitet hatten, wurden eingestellt. Unsere Umsätze brachen ein. Nach vier Jahren bekamen wir einen neuen Chef. Und damit setzte sich ein schleichender Prozess in Gang, der unsere Arbeitsbedingungen und das Betriebsklima immer weiter verschlechterte.

Mir ist flau im Magen. Ich beuge mich vor und trinke ein paar Schlucke Wasser. Am liebsten würde ich abhauen. Nach Hause laufen und mich im Bett unter meiner Decke verkriechen. Zusammengerollt wie ein Embryo und nie wieder aufstehen. Ich spüre, dass meine Augen feucht werden. *Jetzt bloß nicht heulen*, denke ich. *Du schaffst das, so wie du es immer geschafft hast.* Ich tupfe mir noch mal mit dem feuchten Tuch übers Gesicht, dann werfe ich es in den Abfalleimer und verlasse die Toilette.

»Hast du schon alles fertig?«, fragt mich Ella, als ich mich kurz darauf wieder an meinen Schreibtisch setze.

»Bin noch dran«, murmle ich und versuche, mich wieder auf meinen Text zu konzentrieren. Noch zehn Minuten bis zur Konferenz.

Endlich habe ich eine Idee. Ich atme tief ein und fange an zu tippen. Zeile für Zeile füllt sich das Dokument. Mit jedem Satz, der dazukommt, spüre ich, wie sich die Erleichterung in mir ausbreitet. Meine Schultern sinken leicht nach unten, mein zusammengepresster Kiefer lockert sich.

»Ladys, wir müssen los«, höre ich Hans-Peter irgendwann von gegenüber sagen. Gleichzeitig vernehme ich, wie Ella ihren

Stuhl nach hinten schiebt und aufsteht. Hastig überfliege ich meine Zeilen, verbessere drei Rechtschreibfehler, die der Computer rot unterkringelt hat. Der Schwindel ist weg. Ich drücke die Tastenkombination »Steuerung P«. Der Drucker beginnt zu surren. Ich stehe auf, hole das Blatt und flitze eilig hinter den beiden her.

*

»Hallo Mamilein, ich bin's«, rufe ich, während ich den Schlüssel aus dem Schloss ziehe und die Haustür mit der rechten Hüfte aufdrücke. Ein Schwall warmer Luft schlägt mir entgegen. Es riecht muffig. Nach alten Perserteppichen und Möbelpolitur.

»Mami?«, rufe ich noch mal, während ich meine Turnschuhe im Flur meines Elternhauses abstreife. Weil ich in jeder Hand eine schwere Einkaufstasche halte und zu faul bin, um sie abzustellen und mich zu bücken, um die Schnürbänder zu öffnen, trete ich mit dem einen Fuß jeweils auf die Ferse des anderen.

»Schatz, bist du es?«, höre ich die Stimme meiner Mutter. Sie klingt nah. Ich vermute sie im Arbeitszimmer und gehe nach links. Die Tür steht offen, ich sehe, dass sie am Schreibtisch vor dem Computer sitzt.

»Hallo.«

Meine Mutter blickt auf und dreht sich mit ihrem Bürostuhl in meine Richtung »Ach, du bringst mir die Einkäufe vorbei. Das ist lieb.« Sie lächelt mich an.

Ich stelle meine Taschen auf dem Boden ab, lege beide Arme um ihren Oberkörper und drücke sie fest an mich. Dabei nehme ich einen leicht säuerlichen Geruch wahr. Als ich mich wieder aufrichte, sehe ich, dass ihr Haar zerdrückt ist. Es wirkt, als wäre es schon länger nicht mehr gewaschen worden.

»Puh, ist das stickig hier. Ich lass mal Luft rein.« Ich beuge mich vor, um das Fenster zu kippen. »Na, alles gut?« Ich versuche, möglichst fröhlich zu klingen. Sie soll nicht merken, wie abgehetzt ich bin.

»Ja, ich lege gerade ein paar Patiencen.« Sie wendet sich wieder dem Bildschirm zu, auf dem verschiedene Spielkarten zu sehen sind.

»Wieso setzt du dich bei dem schönen Wetter nicht raus auf die Terrasse und liest ein Buch? Hier drin kann man es ja kaum aushalten.« Ich höre selbst den erzieherischen Unterton, der mitschwingt, so als würde ich gerade mit einem Kind sprechen. *Wann hat das bloß angefangen?*, frage ich mich und ärgere mich über mich selbst.

Meine Mutter nimmt es gelassen. »Da hast du recht, mein Schatz«, sagt sie, während sie auf eine Herzdame klickt. »Sobald ich fertig bin, gehe ich raus.«

»Ich bringe schnell die Einkäufe in den Kühlschrank und dann setzen wir uns gemeinsam ein bisschen hin, okay?«, schlage ich vor. Auf dem Weg zur Küche kippe ich auch die Fenster im Wohnzimmer, anschließend räume ich den Inhalt meiner Taschen in den Kühlschrank, der für eine Person eigentlich viel zu groß ist.

Zwei Mal pro Woche gehe ich für meine Mutter einkaufen. Seit sie – vor knapp zwei Jahren – wieder einmal gestürzt ist und mit Oberschenkelhalsbruch im Krankenhaus lag. Seitdem kann sie nur noch schlecht laufen und braucht außerhalb des

Hauses einen Rollator. An diesen Tagen hetze ich um dreizehn Uhr aus dem Büro, meist noch mit Arbeit im Gepäck, hole die Kinder von der Schule ab und fahre mit ihnen zum Supermarkt. Dort haste ich durch die Gänge, während die zwei im Auto sitzen und eine Brezel essen, die ich beim Bäcker geholt habe. Danach geht es weiter zu meiner Mutter, die dreißig Kilometer von uns entfernt wohnt.

Heute habe ich die Kinder bei Freunden untergebracht, zu denen sie direkt nach der Schule mitgehen durften. Ich bin froh, endlich einmal wieder mit ihr allein sein zu können. Ich merke, dass sie die Besuche mit den Kindern mehr und mehr anstrengen, auch wenn sie meine beiden abgöttisch liebt. Aber die Kinder sind oft laut und streiten. Manchmal sind sie auch motzig, weil ihnen langweilig ist. Das zerrt an den Nerven meiner Mutter – und auch an meinen.

Nachdem ich die Taschen ausgeräumt habe, öffne ich den Hängeschrank mit den Gläsern, dessen Tür schon länger nicht mehr richtig in den Angeln hängt. *Ich muss das Scharnier nachziehen*, denke ich – nicht zum ersten Mal –, während ich ein Glas herausnehme, zum Hahn gehe und es mit Leitungswasser fülle. Mit wenigen Zügen trinke ich es leer. Mir ist wieder ein bisschen schwindelig. Und auch die nervöse Unruhe ist wieder da. Ich lehne mich an die geflieste Arbeitsfläche und schaue mich um. Hängeschränke in Eiche rustikal, weiße Vorhänge mit leichtem Gelbstich. Hier ist alles in die Jahre gekommen. Eigentlich hatten meine Eltern die Küche renovieren wollen. Die Pläne waren bereits fertig. Doch dann starb mein Vater. Das ist jetzt elf Jahre her. Seitdem scheint die Zeit hier stillzustehen.

Auf dem Weg zurück sehe ich, dass meine Mutter inzwischen im Wohnzimmer auf der grauen Velourscouch sitzt. *Warum geht sie nicht raus?*, frage ich mich erneut. Doch diesmal gelingt es mir, den Kommentar, der mir bereits auf den Lippen liegt, für mich zu behalten. *Sie ist erwachsen, kann selbst entscheiden, was sie für richtig hält.*

Meine Mutter wirkt etwas verloren, so allein in diesem großen Raum, der einmal für eine fünfköpfige Familie gedacht war. *Wie schmal sie geworden ist*, denke ich. Früher hat sie immer mit ihrem Gewicht gehadert, zig Diäten gemacht. Wenn die Großeltern oder Freunde zum Kaffeetrinken kamen, war sie die Einzige, die statt Kuchen eine Banane oder einen Apfel aß. Jetzt, wie sie so dasitzt, erinnert sie mich stark an meine Großmutter. Der kleine Hubbel in ihrem Nacken, die nach vorne geneigten Schultern, das kurze graue Haar, in dem noch ein paar schwarze Strähnen aufblitzen, die dünne Haut, die immer mehr an Pergament erinnert. Sie wirkt so zart, zerbrechlich. So als würde sie von Besuch zu Besuch weniger werden.

Ich setze mich neben meine Mutter und reiche ihr einen kleinen geblümten Teller, auf dem eine Nussecke liegt.

»Schau mal, hab ich dir mitgebracht.«

»Danke«, sagt sie und stellt den Teller auf ihren Schoß. Wir plaudern ein bisschen über dies und das. Ihre linke Kniescheibe, die seit Neuestem Ärger macht. Ihre Haushaltshilfe, die zum ersten Mal Oma geworden ist. Die Preise, die immer mehr explodieren, sodass man für fünfzig Euro kaum noch etwas im Einkaufswagen liegen hat. Die Trockenheit der letzten Wochen.

Es fällt mir schwer, bei der Sache zu bleiben. Ständig gehen mir Dinge durch den Kopf, die ich noch erledigen muss. Die Sportklamotten von Felix waschen, weil er sie morgen fürs

Leichtathletiktraining braucht. Die Rechnung vom Kinderarzt bezahlen. Die muss heute noch raus, wenn ich keine Mahnung kassieren will. Das Konzept für den Beitrag, das ich heute im Büro nicht fertigbekommen habe. Zwischendurch brummt mein Handy. Ich schaue schnell aufs Display, vielleicht ist was mit den Kindern. Aber es ist nur eine Info von der Schule meiner Großen, dass morgen früh einige Buslinien aufgrund eines Streiks ausfallen. *Muss nachher prüfen, ob unsere Linie betroffen ist*, mache ich mir im Geist eine Notiz. Jetzt will ich nicht nachschauen. Die kurze Zeit, die ich hier bin, will ich meiner Mutter widmen. Zwischendurch ein verstohlener Blick auf die Uhr. *Schon so spät?*

»Ich muss leider gleich schon wieder los«, sage ich und schäme mich gleichzeitig. Immer habe ich zu wenig Zeit.

»Nicht schlimm, Schatz, ich weiß ja, dass du viel um die Ohren hast.« Sie tätschelt verständnisvoll meine Hand. Nie macht sie mir Vorwürfe. Nimmt dankbar das, was sie bekommt. Dabei ist sie einsam, das weiß ich. Früher sprühte sie nur so vor Lebensfreude, war immer unterwegs. Doch nach dem Tod meines Vaters hat sie sich mehr und mehr zurückgezogen. Und seit dem letzten Sturz verlässt sie kaum noch das Haus. Vermutlich kostet sie das Laufen mit dem Rollator zu viel Kraft. Vielleicht schmerzt es sie aber auch zu sehr, mit ihrer Gehhilfe im Dorf gesehen zu werden. Nicht mehr die aufrechte, schöne Frau zu sein, der noch bis vor wenigen Jahren die Blicke der Männer folgten, wenn sie über die Straße ging.

Meine Mutter war immer einfühlsam und sanft. Und trotzdem eine starke Frau. Hat nie gejammert, keine ihrer Sorgen nach außen getragen. Gab uns Kindern stets das Gefühl, alles im Griff zu haben. Sie war der ruhende Pol, der die schwankenden Stimmungen meines Vaters gekonnt ausglich. Auch jetzt kommt sie gut zurecht. Macht alles langsam. Sogar in die obere Etage gelangt sie problemlos, weil sie, noch während sie mit frisch operiertem Oberschenkel im Krankenhausbett lag, zum Handy griff und einen Handwerker beauftragte, einen Treppenlift einzubauen. Ich musste ihm nur die Tür aufschließen, alles andere organisierte sie selbst.

Ich weiß, wie schwer es für sie ist, jetzt auf meine Hilfe angewiesen zu sein. Sie will niemandem zur Last fallen. Mir nicht. Und auch meinen beiden Geschwistern nicht. Sie kommen zwei, drei Mal im Jahr. Weihnachten. Geburtstag. Muttertag. Für mehr reicht es nicht. Sie wohnen mit ihren Familien zu weit weg. Auch darüber beschwert sie sich nie.

»Soll ich dir noch kurz von Hamburg erzählen?«

»Hamburg?« Fragend hebt sie ihre Augenbrauen und ihr Blick verrät mir, dass sie nicht weiß, wovon ich gerade spreche. In letzter Zeit vergisst sie häufiger etwas.

»Da war ich doch letztes Wochenende, zusammen mit den Kindern.«

»Stimmt, ja.« Ich sehe die Erleichterung in ihrem Gesicht darüber, dass ihr Kopf offenbar die richtige Information wiedergefunden hat. »Wie war es bei Judith und Jonas?«

Ich erzähle ihr von unserem Kurztrip – allerdings nur die schönen Dinge. Meinen ganzen Frust und die Panikattacke im Zug lasse ich weg. Ich will nicht, dass sie sich Sorgen macht.

»Ach, das klingt ja schön«, sagt sie, als ich fertig bin. »So, jetzt mach dich aber mal auf den Weg.« Sie stellt ihren Teller mit der unberührten Nussecke auf den Glastisch vor sich, stützt sich auf der Sofalehne ab, steht mühsam auf. »Ich bring dich noch zur Tür«. Langsam schlurft sie voraus. Mit kleinen, vorsichtigen Schritten.

»Ach Mami«, seufze ich, als wir die Haustür erreicht haben, lege meine Arme um ihre Schultern und drücke sie fest an mich. »Warum ist die Zeit jedes Mal zu kurz?«

»So ist das Leben, Schätzlein.« Sie lächelt. Ihr runzliges Gesicht ist immer noch schön.

Als ich die Haustür hinter mir zuziehe, spüre ich ein Kratzen im Hals. In meinen Augen sammeln sich Tränen. Ich habe meine Mutter unendlich lieb. Immer war sie für mich da. Und ich würde ihr so gerne viel mehr zurückgeben.

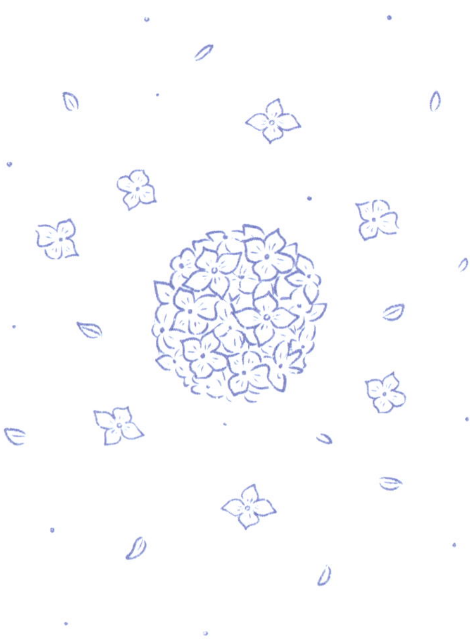

26. AUGUST

Seit drei Tagen mache ich Yoga, doch die Nervosität geht nicht mehr weg. Ständig muss ich an den Zug denken und fühle mich, als säße ich drin: Mein Herz schlägt schneller. Mein Kopf fühlt sich leer an. Mir ist schwindelig. Meine Nackenmuskulatur spannt sich an. Meine Backenzähne pressen aufeinander. In mir ist das Gefühl von Bedrohung. Von Gefahr.

Nicht mehr drüber nachdenken, ermahne ich mich. Doch das hilft nicht. Meine Gedanken verselbstständigen sich. Kehren immer wieder zu dem Ereignis zurück, lassen sich nicht stoppen. *Was ist, wenn dieses schreckliche Gefühl bleibt?*, frage ich mich. *Oder verschwindet und mich abermals aus dem Nichts überfällt? In einem Meeting, im Büro oder beim Einkaufen im Supermarkt?*

Ich habe Angst.

Angst vor der Angst.

Meine Gedanken kreisen und kreisen. Es gibt keinen Anfang und kein Ende mehr. Egal, was ich tue, sie sind da. Und sie sind laut. Ich finde keine Ruhe, habe das Gefühl, immer mehr mir selbst zu entgleiten. Die Kontrolle über mich und mein Denken zu verlieren. Es fühlt sich an, als seien unzählige glühende Drähte in meinem Kopf, die unter Dauerspannung stehen. Immer heißer und heißer werden. *Was, wenn die Sicherung da oben irgendwann durchknallt?*

*

»Hast du kurz Zeit? Mir geht's total schlecht«, tippe ich in mein Handy und sende die Nachricht an Judith. Sofort erscheinen zwei blaue Häkchen. Kurz darauf kommt ihre Antwort: »Klar! Ruf mich auf dem Festnetz an.« 🖤😘

»Hey, Schatzi, was ist los?«, fragt sie, als sie abhebt.

»Ich werde die Angst einfach nicht mehr los«, antworte ich und berichte ihr von meinen letzten Tagen.

»Vielleicht sind die Botenstoffe in deinem Gehirn gerade so aus dem Gleichgewicht, dass Entspannungsübungen und Yoga nicht mehr reichen«, meint sie. »Probier's doch mal mit einem leichten Beruhigungsmittel, etwas Pflanzlichem aus der Apotheke.«

»Mm, klingt logisch«, stimme ich ihr zu. Ich würde gerade alles nehmen, Hauptsache, es hilft. Wir reden noch ein bisschen, dann ruft meine Tochter nach mir. Auch meine Freundin muss los, im Hintergrund höre ich ihren Hund fiepen.

»Danke, dass du immer für mich da bist«, verabschiede ich mich und bedaure es, wie so oft, dass uns über fünfhundert Kilometer trennen.

Ich lege das Handy neben mich aufs Sofa und schaue aus dem Fenster. Die Hortensien in meinem Garten sind stark verblasst. Die heißen Sonnenstrahlen der letzten Monate haben ihren Tribut gefordert, ihnen ihre kräftigen Farben genommen. Und auch sonst erinnert mein Garten kaum noch an das Bild, das er vor ein paar Jahren abgegeben hat. Damals, als wir unser Haus zum ersten Mal sahen, war es vor allem der Garten, der mein Herz im Sturm eroberte. Er war dunkel gewesen, mit vielen hohen Tannen, die offenbar jemand gepflanzt hatte, der die Höhe, die diese Bäume nach wenigen Jahren erreichen, vollkommen unterschätzt hatte. »Oh je«, sagte mein Mann erschrocken. »Was ist denn das für ein Schwarzwald hier? Daraus kann man ja gar nichts Vernünftiges machen.« Doch ich war in diesem Moment bereits verzaubert gewesen. Sah eine gemischte Hecke mit blühenden Büschen. Eine bunte Blumenwiese, Hochbeete mit Erdbeeren, Salat und Gemüse. Ein Kräuterbeet mit Salbei, Thymian, Pfefferminze und Rosmarin. Und kleine Obstbäumchen mit Äpfeln, Pflaumen und Kirschen. Ich roch bereits den Duft des Lavendels, den ich pflanzen wollte und sah blaue, pinke und weiße Hortensien vor meinem geistigen Auge. »Das ist mein Garten«, sagte ich beseelt und wusste, dass dieser Ort meine Wohlfühloase werden würde. Mit Sitzecken, einer Hängematte und einem gepflasterten Rondell für eine Feuerschale, an der wir mit unseren Kindern – die wir noch nicht hatten – eines Tages sitzen und Marshmallows grillen würden.

Heute, zehn Jahre später, ist von diesem Traum fast nichts mehr übriggeblieben. Die bunte Blumenwiese ist einem Sport- und Spielrasen gewichen. Die Hochbeete sind voller Unkraut und seit Jahren wachsen nur noch kleine, hutzelige Erdbeeren darin, weil die Pflanzen viel zu alt sind. Der Lavendel ist vertrocknet, die Hecke verwildert, der Apfelbaum mit Blattläusen befallen, das Kräuterbeet wurde nie gepflanzt, der Platz für die Feuerschale nie angelegt.

Ich spüre, dass meine Augen feucht werden. Der Blick nach draußen schmerzt. Denn mein Garten, so scheint es mir gerade, ist zum Mahnmal meines Versagens geworden. Und nicht nur er ist völlig außer Kontrolle geraten, auch ich bin nur noch ein blasses Abbild meiner selbst. Wie ein Häuflein Elend hocke ich hier auf dem Sofa. In mich zusammengekauert. Nervös, ängstlich, schwach. Aber warum geht es mir gerade jetzt so schlecht? Und wann hat das alles angefangen?

Damals, vor drei Jahren, als Clemens den Job in einer anderen Stadt annahm und ich mich seitdem werktags als alleinerziehende Mutter durchschlage?

Oder vor neun Jahren, als ich monatelang ein Schreikind durch die Gegend trug, bis ich irgendwann erschöpft zusammenbrach?

Vor elf Jahren, als mein Vater einen Herzinfarkt erlitt und mit seinem Tod auch meine behütete Kindheit für immer endete?

Oder vielleicht noch viel früher?

Ich erinnere mich noch gut daran, wie gestresst ich war, als ich mit Mitte zwanzig kurz vor meinem Magisterabschluss stand. Ich hatte monatelang wie eine Verrückte gelernt und nur noch einen Gedanken, der mich aufrecht hielt: *Wenn du das hier geschafft hast, wird alles leichter!*

Doch als ich, nachdem ich meine Prüfungen erfolgreich bestanden hatte, mit meiner Freundin Miri in Holland am Meer stand, wollte sich kein Gefühl von Erleichterung einstellen. Vielmehr war da eine Leere. Eine innere Erschöpfung. Der Satz wandelte sich in den nächsten Jahren. Mal hieß er: »Wenn du erst mal einen Job gefunden hast, wird alles leichter.« Später hieß er dann: »Wenn du endlich mit Clemens zusammenwohnst, wird alles leichter.« Oder: »Wenn das Baby erst mal durchschläft, wird alles leichter.«

Die Wahrheit? Es wurde nie leichter. Nur anders anstrengend. So ist das Leben eben, begriff ich irgendwann. Eine schier endlose Abfolge von anstrengenden Ereignissen. Als das Schreikind endlich ruhiger wurde, stürzte meine Mutter, als meine Mutter wieder laufen konnte, verkündete der Chef, dass die Firma Kosten sparen und zwei Leute entlassen musste.

Wo war nur die Leichtigkeit geblieben, die ich früher immer gespürt hatte? Das Gefühl, mit der Welt komplett eins zu sein? Das Glück, das mein Herz manchmal so ausgefüllt hatte, dass es schon fast schmerzte. Und wo war das echte, laute Lachen, das tief aus dem Bauch herauskam? Manchmal gibt es all das noch. Aber viel zu selten.

Auch die Sommerferien in diesem Jahr hatte ich mir ganz anders vorgestellt. Als eine Auszeit vom Alltag. Tage und Wochen voller Spaß und Unbeschwertheit. Doch es kam wieder anders. Das Wetter war kalt und unbeständig. Nur drei Mal gingen wir im Meer baden. Die Ferienwohnung war ständig unordentlich. Die Kinder stritten. Wir Eltern stritten. Kochen, putzen, aufräumen – wie zu Hause. Am Ende lagen meine Nerven blank und ich war froh, als wir die Nordseeinsel wieder hinter uns ließen.

Meine große Hoffnung lag nun auf dem letzten Ferienwochenende bei meiner Freundin Judith und ihrem Sohn Jonas in Hamburg. Clemens wollte nicht mitkommen, sondern die Tage lieber mit ein paar Kumpeln verbringen. Erschöpft kam ich mit den Kindern in Hamburg an. *Endlich*, dachte ich, als mich Judith zur Begrüßung in die Arme schloss. *Jetzt bin ich mal dran.*

Doch auch diese Rechnung ging nicht auf. Anders als bei unseren Besuchen in den Jahren zuvor, gab es unter den drei

Kindern ständig Streit, weil sich immer eines ausgeschlossen fühlte. Selbst abends gemeinsam einen Film zu gucken, klappte nicht, weil die Jungs lieber kicken wollten. Meine Tochter saß mit traurigen Augen alleine auf dem Sofa, und ich musste sie trösten. Wir waren nur vier Tage dort, vier Tage, in denen sich kaum eine meiner Erwartungen erfüllte. Wenn es Judith und mir doch mal gelang, uns dreißig Minuten davonzustehlen und bei einer Gassirunde ein bisschen zu reden, hatte ich das Gefühl, jetzt so schnell wie möglich alles abhandeln zu müssen. Danach war mir ein bisschen schwindelig.

Schließlich stand ich auf dem Hamburger Hauptbahnhof. Müde. Erschöpft. Enttäuscht. Mit dem Gefühl, nicht auf meine Kosten gekommen zu sein. Und mit Schuldgefühlen meinen Kindern gegenüber, weil ich sie als lästig und störend empfunden und sie zwischendurch heimlich weggewünscht hatte.

All das steckte in mir, als ich vor vier Tagen in den Zug nach Mainz stieg.

4. SEPTEMBER

Es ist warm. Die Septembersonne brennt heiß vom Himmel. Doch hier, auf diesem schmalen Pfad im Wald, spenden die Bäume angenehmen Schatten. Vereinzelte Strahlen schaffen es durch das dichte Blätterdach und werfen helle Lichtpunkte vor mir auf den Weg. Es geht bergan. Bei jedem Schritt spüre ich, wie die Muskeln in meinen Oberschenkeln arbeiten. Ich mache nicht gerne Sport, aber diese Art von Anstrengung liebe ich. Mein Atem geht etwas schneller, mein Haaransatz an der Stirn ist feucht. Etwa zwei Meter vor mir läuft mein Mann. Er ist mir beim Wandern immer etwas voraus. Doch ab und zu hält er an, wartet auf mich, lächelt, und wenn ich ihn erreiche, gibt er mir einen Kuss, der salzig schmeckt, weil auf seiner Oberlippe kleine Schweißperlen sitzen. Jetzt blicke ich auf seine Schultern, die in einem dunkelblauen T-Shirt stecken, und genieße es, dass wir zwei dieses Stückchen Natur nur für uns alleine haben. Kein Mensch ist weit und breit zu sehen. Hier sind nur wir und der kleine Waldpfad.

Wir haben uns heute freigenommen. Frei von der Familie und von allen Verpflichtungen, die sonst an einem Samstag zu Hause auf uns warten: einkaufen, aufräumen, Wäsche waschen, staubsaugen, kochen, Hausaufgaben betreuen und so weiter. Die Kinder sind bei Freunden, damit wir beide unseren Hochzeitstag nachfeiern können. Mit einer kleinen Wanderung und anschließender Einkehr in meinem Lieblingsrestaurant.

Ich betrachte den Waldboden vor mir, dunkle Erde, die immer wieder von knorrigen Baumwurzeln und größeren und kleineren Steinbrocken durchsetzt ist, spüre die Unebenheiten unter meinen Wanderschuhen und denke an die letzten Tage.

Das Lavendelpräparat, das ich nach dem Gespräch mit Judith in der Apotheke besorgt habe, und weitere Yogaeinheiten haben mir wieder ein bisschen Ruhe zurückgegeben. Die Angst hat sich zurückgezogen. Aber ich spüre, dass sie noch da ist, lauert. Ich bleibe stehen, schließe die Augen, atme tief ein. Es riecht nach Spätsommer. Nach ersten welken Blättern, die mit dem Waldboden eins werden. Und säuerlich, nach reifen Weintrauben. Ich liebe diesen Geruch, der das Ende des Sommers ankündigt. Er erfüllt mich mit Dankbarkeit und Wehmut. Dankbarkeit für die heißen Sommertage, die nicht nur meine Haut, sondern auch mein Inneres gewärmt haben. Für das helle Licht, die langen Sommerabende und lauen Nächte. Und Wehmut, weil all das nun gehen muss. Dieser Abschiedsschmerz, den man immer spürt, wenn man begreift, wie kostbar all das war und man es wieder zu wenig genossen hat. Ich öffne die Augen und folge meinem Mann. Es geht immer noch relativ steil bergauf. Die Anstrengung tut mir gut, lenkt mich ab, sorgt dafür, dass ich nicht zu viel denke. Als wir aus dem Wäldchen heraustreten, tut sich ein wunderbarer Blick vor uns auf: eine alte Ruine aus Rittertagen, zu ihren Füßen steil abfallende Weinberge und ganz unten das glitzernde Wasser des Rheins.

Zwanzig Minuten später sitzen wir an einem alten Holztisch, an dem schon viele Generationen vor uns ihre Mahlzeiten eingenommen haben. Wir sind umgeben von Bruchsteinmauern, altem Gebälk und großen Blumentöpfen mit zartrosafarbenem Oleander, die auf hubbeligem Kopfsteinpflaster stehen. Wir sind in einer alten Mühle eingekehrt, deren gemütlicher Innenhof mediterranes Flair versprüht. Eine freundliche Kellnerin überreicht uns die Speisekarte. Ich habe Lust auf etwas Frisches und entscheide mich für einen bunten Sommersalat mit Ziegenkäse, Limettenvinaigrette und gerösteten Erdnüssen. Nachdem wir bestellt haben, plaudern wir ein wenig. Über die Kinder, demnächst anstehende Termine, was bei unseren Freunden und Bekannten gerade so los ist. Während wir sprechen, spüre ich, dass ich zwar dem Gespräch folgen kann, aber gleichzeitig abgelenkt bin. Von Signalen, die mein Köper sendet. Mein Herz, das ich vor der Panikattacke nie bewusst wahrgenommen habe, höchstens mal beim Sport oder beim Bergauflaufen, fühlt sich jetzt so an, als hätte sich ein Eisenring darumgelegt. Ein kalter Ring, der von außen dagegen drückt. Nicht stark, aber doch so, dass da eine Enge ist, die sich beklemmend anfühlt. Ich versuche, nicht weiter darauf zu achten, doch meine Aufmerksamkeit wandert immer wieder zu meinem Körper.

Der Salat kommt. Freudig pikse ich hinein, will mir den ersten Bissen genussvoll in den Mund schieben. Doch dann fällt mein Blick auf die Erdnusssplitter auf meinem Teller. Ich liebe Erdnüsse, gerade diese haben mich vor wenigen Minuten dazu bewogen, diesen Salat zu bestellen. Aber jetzt fällt mir ein, dass Matthias, der Mann meiner Freundin Miri, unter einer Erdnussallergie leidet und immer ein Notfallset mit sich rumtra-

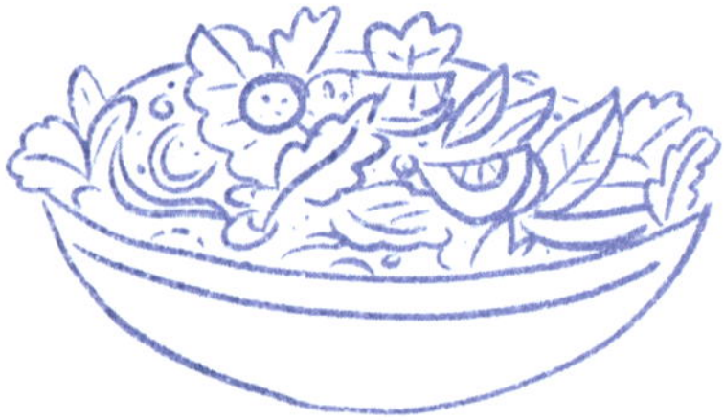

gen muss, weil schon kleinste Spuren von Erdnüssen für ihn tödlich sein können. Ich habe keine Erdnussallergie, aber ich habe mal gelesen, dass solche Lebensmittelunverträglichkeiten auch plötzlich auftreten können. Von einem Tag zum anderen.

So ein Quatsch, sagt mein Kopf, und ich schiebe eine Erdnuss auf die Gabel. Doch während ich sie zum Mund führe, fängt mein Herz an, schneller zu schlagen. Ich spüre ganz deutlich, wie es gegen meinen Brustkorb wummert. *Was, wenn ich seit heute ebenfalls keine Erdnüsse mehr vertrage?* Widerwillig betrachte ich meine Gabel. *Blödsinn. Du verträgst Erdnüsse, iss den Salat.* Ich schiebe die Gabel in den Mund und spüre die weichen Salatblätter und dazwischen etwas Hartes zwischen meinen Zähnen. Ich kaue. Schlucke. Mein Hals ist trocken, ich greife zu meinem Wasser. *Jetzt ist die Erdnuss in deinem Körper. Jetzt kann es gleich losgehen.* Schwillt mein Hals wirklich schon zu oder ist das die Angst, die ihn so eng macht? Das Atmen fällt mir schwer. Mir wird schlecht. Ich lege die Gabel ab. Ich trinke noch einen Schluck Wasser und versuche, ruhig zu atmen. Bloß nichts anmerken lassen. Ich möchte mir und meinem Mann die Stimmung nicht verderben. Ich esse ein kleines Stück von dem knusprigen Bauernbrot, das in einem kleinen Körbchen auf dem Tisch steht, und bekomme es mühsam runter. Mein Magen ist wie zugeschnürt.

»Alles okay?«, fragt Clemens, als er bemerkt, dass ich in meinem Salat nur noch herumstochere.

Ich überlege kurz, ob ich ehrlich sein soll. Bisher habe ich ihm noch nichts von meiner Angst erzählt. Zum einen, weil er gerade selbst sehr viel beruflich um die Ohren hat und ich ihn mit meinen Problemen nicht noch zusätzlich belasten will. Zum anderen, weil ich weiß, dass er es wahrscheinlich nicht verstehen würde. Clemens ist ein durch und durch pragmatischer Typ. Er löst alles mit dem Verstand. Menschen mit psychischen Problemen findet er komisch. »Alles okay«, schwindle ich deshalb und hoffe, dass das künstliche Lächeln, das ich aufsetze, überzeugend wirkt. »Mir ist nur ein bisschen schwummrig im Kopf. Wahrscheinlich der Kreislauf.«

»Oh«, sagt er, »trink mal was«, und wendet sich wieder seinem Lammcarré zu.

Ich nippe an meinem Wasser. Mein Herz hämmert immer noch fest gegen meinen Brustkorb. Ich lasse die Gabel sinken und lege sie neben meinen Teller.

Während Clemens isst, erzählt er mir von dem Ärger mit einem seiner Mitarbeiter. Irgendwann schaut er auf und registriert, dass ich nichts mehr gegessen habe.

»Du isst ja gar nichts. Ist wirklich alles okay?«

»Ja, mir geht's schon wieder besser. Aber ich kriege gerade einfach nichts runter«, lüge ich.

»Soll ich deinen Salat aufessen?«, fragt mein Mann und ich nicke.

6. SEPTEMBER

Ich schließe die Haustür ab, gehe zum Wagen, öffne die Beifahrertür und setze mich neben Clemens. Es ist 7:15 Uhr und schon richtig warm. Die Nacht hat kaum Abkühlung gebracht, und der wolkenfreie Himmel verspricht einen weiteren Spätsommertag. Ich trage noch mein Trägernachthemd, habe mir eine dünne Strickjacke übergeworfen und meine Haussandalen an den Füßen. *Sieht mich ja jetzt keiner*, denke ich. Die Kinder sind auf dem Weg zur Schule und ich gehe gleich in Ruhe duschen, wenn ich wieder zurück bin. Clemens muss heute eine Dienstreise antreten. Der Wagen, der ihm für die Fahrt zur Verfügung gestellt wird, steht noch auf dem Parkplatz der Mietwagenfirma. Deshalb fahren wir jetzt gemeinsam dorthin. Da ich nicht gerne Auto fahre und Autobahnen schon seit Jahren meide, sitzt mein Mann am Steuer. Wenn wir bei der Autovermietung sind, fahre ich unser Auto wieder zurück nach Hause – allerdings den längeren Weg. Den, der nicht über die Autobahn führt.

»Mist, mein Handy liegt noch drin«, flucht Clemens und steigt wieder aus. Ich folge ihm mit meinem Blick und bleibe an den großen weißen Blumentöpfen in unserem Vorgarten hängen. Sie sind leer. *Wann habe ich sie das letzte Mal bepflanzt?*, frage ich mich. *Vor zwei oder drei Jahren?* Ich weiß es nicht mehr.

Auch sonst sieht unser Vorgarten trostlos aus. Die Azalee und die Kamelie, die zwischen den groben grauen Steinen hervorragen, haben gelbe Blätter. Der Sommer war zu heiß und ihr Standort nicht ideal. Außerdem haben sie schon lange keinen Dünger mehr bekommen. Allein mein Indischer Flieder strotzt in sattem Pink. So als wolle er sagen, dass er immer noch zu mir hält.

Wie gerne würde ich jetzt aussteigen, mein Nachthemd gegen eine alte Jeans und ein T-Shirt tauschen, in den Baumarkt fahren und anschließend mit beiden Händen in der Erde graben, um die Blumentöpfe mit bunten Astern zu bepflanzen. Stattdessen muss ich gleich ins Büro. Und danach zu meiner Mutter. *Bald*, denke ich und weiß selbst, dass das eine Lüge ist.

Clemens steigt wieder ein, startet den Motor und wir fahren los. Ich gähne laut, ohne mir die Hand vor den Mund zu halten. In unserer zwölfjährigen Ehe habe ich mir diese Form der Höflichkeit irgendwann abgewöhnt. *Ob das allen Paaren so geht?* Ich bin müde. Mein Kaffee, den ich eben schnell getrunken habe, hat seine Wirkung noch nicht entfaltet. Schon nach wenigen Minuten sind wir auf der Autobahn. Nach ein paar Kilometern wird der Verkehr zäher, kurz darauf sehen wir viele Warnblinker vor uns aufleuchten. Auch mein Herz flackert auf. Was, wenn wir gleich im Stau stehen? Wir fahren Schritttempo, dann kommt der Verkehr komplett zum Erliegen.

»Verdammt«, schimpft Clemens mit genervter Stimme.

Es ist warm und stickig im Auto. Mein Herz schlägt schneller. Wie lange müssen wir hier stehen? Da ist es wieder, das Gefühl aus dem Zug. Zu eng, zu wenig Luft. Gefangen sein. Keine Kontrolle über die Situation. Ich brauche Luft.

»Kannst du bitte das Fenster aufmachen«, sage ich zu meinem Mann und öffne auch meines. Doch kaum sind die Fenster offen, dringt ein unangenehmer Lärm ein. »Schum. Schum. Schum«, saust es von links an mein Ohr. Die Autos auf der Gegenfahrbahn fliegen an uns vorbei. Jedes neue »Schum« lässt meine Herzfrequenz ansteigen.

»Bitte mach wieder zu, das ist mir zu laut.« Ich höre, dass meine Stimme schrill klingt. Das Geräusch ist jetzt bei geschlossenen Fenstern wieder gedämpft, doch auch die schnellen Bewegungen der Autos auf der Gegenseite stressen mich. Selbst wenn ich geradeaus gucke, sind sie immer noch in meinem linken Gesichtsfeld zu sehen. Ich schließe die Augen. Mir ist schlecht. Ich zittere. Ich will hier raus. Weg.

Es ist 8:00 Uhr. Mein Mann macht das Radio an. »Vollsperrung auf der A 60 in der Höhe Mainz-Laubenheim«, wird gemeldet. Mein Mann flucht, er muss heute noch nach Dresden, und mir steigen Tränen in die Augen. Wir sitzen fest. Auf unbestimmte Zeit. Ein Albtraum. »Mir ist schlecht«, sage ich und suche nach seiner Hand.

»Was ist los?«, fragt er irritiert.

»Kreislauf«, lüge ich.

»Schon wieder? Du musst mal zum Arzt und dich durchchecken lassen.« Er zieht die Augenbrauen zusammen und sieht mich besorgt an.

Ich nicke. »Ist bestimmt nur das heiße Wetter …«

Während der nächsten Minuten versuche ich, mich auf meine Atmung zu konzentrieren und irgendwie zu überleben. Ich bin froh, nicht alleine zu sein.

8:30 Uhr. Immer noch Stillstand. Meine Blase drückt, der Kaffee will raus. Schon seit geraumer Zeit, ich kann es kaum noch aushalten. Die ersten Menschen haben bereits ihre Wagen verlassen. Stehen auf der Autobahn. Quatschen, rauchen oder starren, an ihre Autos gelehnt, ins Nirgendwo. Hinter uns ein weißer Kleinbus mit drei jungen Männern, die sich die Beine vertreten. Rechts hinter der Leitplanke ist eine Wiese, aber kein einziger Busch, hinter dem ich mich verstecken könnte, um meine Blase zu erleichtern. Außerdem trage ich noch mein Nachthemd. Egal. Mir ist so elend zumute, dass es gefühlt nur noch ums Überleben geht.

»Ich muss mal.« Ich öffne die Tür, setze einen Fuß hinaus. Steige aus. Ich überquere die Fahrbahn, klettere über die Leitplanke, schaue mich noch einmal um. Es gibt tatsächlich keinen Rückzugsraum. Jeder von der rechten Spur kann mich sehen, nur die Leitplanke verdeckt mich ein wenig. Aber ich habe keine Wahl. Ich ziehe meinen Slip runter, gehe in die Hocke und füge mich in mein Schicksal. Es ist entwürdigend. Peinlich. *Scheiß drauf*, denke ich, mit einer Mischung aus Wut, Resignation und Verzweiflung. Sollen doch ruhig alle sehen, wie ich hier zitternd in meinem Nachthemd hocke und pinkle. Ich habe gerade nichts mehr zu verlieren. Als ich mich wieder aufrichte, geht es mir ein kleines bisschen besser. Weil meine Blase nicht mehr drückt und weil da ein kleiner Handlungsspielraum ist. Weil ich nicht mehr komplett gefangen bin in der Situation. Theoretisch könnte ich versuchen, über den Grünstreifen weiterzulaufen und mich zu Fuß bis nach Hause durchzuschlagen. Es wäre kompliziert, aber es wäre möglich. Ich atme tief durch und gehe zurück zum Auto, setze mich wieder neben meinen Mann und lasse meine Tür offenstehen. Ich spüre, dass das Schlimmste vorbei ist. Die Angst ist noch da. Aber ich habe ein kleines bisschen Kontrolle zurückgewonnen.

Zwei Stunden später rollen die Autos vor uns langsam an. Ich atme tief durch und hoffe, dass ich nie wieder in eine Vollsperrung komme.

7. SEPTEMBER

Meine Gedanken drehen sich nur noch um das Thema Angst. Beim Frühstücken denke ich an die Panik im Zug, beim Zähneputzen an den Salat mit den Erdnüssen, beim Befüllen der Waschmaschine an die Vollsperrung auf der Autobahn. Und immer wieder richten sich meine Gedanken auch auf die Zukunft. *Was ist, wenn ich in einem Meeting plötzlich Angst bekomme? Wenn ich das Gefühl habe, keine Sekunde länger im Raum bleiben zu können?* Horrorbilder schwirren durch meinen Kopf: Ich sitze im Konferenzraum. Mein Chef sieht mich an, sagt etwas, doch ich verstehe ihn nicht, weil es in meinen Ohren rauscht. Mir wird schwindelig, die Kollegen verschwimmen vor meinen Augen. Mein Herz rast. Ich will nur noch fliehen. Weg, raus aus dem Raum. Ringe nach Luft. Sacke in mich zusammen.

Was, wenn es wirklich so kommen wird? Wenn mich die Angst plötzlich überfällt. Wenn ich ihr hilflos ausgeliefert bin?

Die Gedanken kreisen und kreisen. Lassen sich nicht mehr stoppen. Die Lavendeltabletten helfen nicht mehr. Die Yogaübungen auch nicht.

Ich sehe mich heulend und wimmernd zu Boden sinken. Sehe die vor Entsetzen aufgerissenen Augen meiner Kinder. Höre jemanden den Notarzt anrufen. Martinshorn. Blaulicht. Klinik. *Was, wenn ich verrückt werde?*

Mein Kopf hat keinen Einfluss mehr. Die Angst hat komplett die Regentschaft übernommen. Sie ist allgegenwärtig. Ich schaffe es nicht mehr, mich selbst zu beruhigen. Ich brauche Hilfe.

Ich suche bei Google nach einem psychologischen Notruf, tippe die Nummer in mein Handy ein. Nach wenigen Rufzeichen meldet sich ein Mann. »Guten Tag, was kann ich für Sie tun?« Er hört sich jung an, wie Anfang zwanzig vielleicht. Seine Stimme klingt warm und freundlich.

»Guten Tag«, antworte ich und merke, dass meine Stimme dabei leicht zittert. Auch wenn ich weiß, dass es vollkommen in Ordnung ist, dass ich hier anrufe, schäme ich mich trotzdem dafür.

»Ich habe Angst und es geht mir sehr schlecht.« Ich schildere ihm kurz meine letzten Wochen. »Kann ich Ihnen ein paar Fragen stellen?«, füge ich hinzu und höre selbst, wie unsicher meine Stimme dabei klingt.

»Ja, natürlich, sehr gerne. Dafür bin ich ja da«, antwortet die ruhige Stimme am anderen Ende der Leitung.

»Mein Kopf steht nicht mehr still. Ich komme nicht mehr aus den Gedankenspiralen raus. Ist das ein Zeichen dafür, dass ich verrückt werde?«

»Nein, keine Sorge«, beruhigt er mich und klingt dabei so, als würde er freundlich lächeln. »Solche Gedankenspiralen sind völlig normal, wenn man, wie Sie gerade, in einer akuten Angstphase steckt. Von Angst kann man aber nicht verrückt werden.«

Erleichtert atme ich tief durch. Diese Sorge war eine meiner größten. Seine Worte fühlen sich an wie ein Schluck Medizin. Mir geht es schon ein kleines bisschen besser.

»Mein Herz rast immer so schlimm, wenn ich Angst habe, kann ich daran sterben?«

»Nein, auch wenn es sich so anfühlt, die Angst ist nicht gefährlich«, sagt der junge Mann. »Sie kann keinen Herzinfarkt auslösen. Das Herzrasen kann furchtbar unangenehm sein, ist aber nicht lebensbedrohlich.«

Wieder ein Schluck Medizin. Mein Herz schlägt langsamer.

»Ich denke darüber nach, ob ich eine Zeit lang Medikamente nehmen soll, um wieder zur Ruhe zu kommen. Aber ich habe Angst vor einer körperlichen und psychischen Abhängigkeit. Ist die Sorge berechtigt?«, schließe ich meine nächste Frage an.

»Es gibt viele unterschiedliche Präparate, manche von ihnen, zum Beispiel die Benzodiazepine, können tatsächlich abhängig machen«, erklärt er. »Bei Ängsten«, fügt er hinzu, »werden aber häufig Antidepressiva verschrieben, die ebenfalls eine beruhigende und angstlösende Wirkung haben. Die machen nicht abhängig. Am besten reden Sie mal mit Ihrem Arzt oder Ihrer Ärztin über das Thema und besprechen, welches Medikament für Sie geeignet ist.«

»Raten Sie mir zu Tabletten?«, will ich wissen.

»Tut mir leid, das kann ich nicht beantworten, sondern nur Ihr Arzt, nachdem er mit Ihnen gesprochen und Sie untersucht hat. Generell kann man aber sagen: Medikamente sind nichts Schlimmes. In einer akuten Phase können sie hilfreich sein, um erst mal wieder ins Gleichgewicht zu kommen.«

Ich atme tief durch. Auch diese Antwort hilft mir. Jetzt erzähle ich ihm von meiner Arbeit. »Ich habe schreckliche Angst vor meinen beruflichen Terminen. Davor, dass ich keine Luft mehr bekomme oder einen Zusammenbruch erleide. Soll ich mich krankmelden?«

»Das würde ich Ihnen nicht raten«, seine Stimme klingt immer noch sanft, aber auch ernst. »Vermeidung ist leider das Schlechteste, was man bei Angst machen kann. Sie hilft nicht, sondern führt dazu, dass die Angst noch schlimmer wird. Ich weiß, es ist wahnsinnig schwer, aber versuchen Sie, alles, was möglich ist, weiterhin zu tun.«

Ich überlege kurz, ob ich noch etwas wissen will, doch alle wichtigen Fragen haben sich geklärt. »Vielen Dank«, sage ich deshalb, »es hat so gutgetan, mit Ihnen zu sprechen. Das war wirklich eine sehr große Hilfe.«

»Sehr gerne«, antwortet er.

»Darf ich mich wieder melden?«

»Selbstverständlich, jederzeit.« Wieder habe ich das Gefühl, dass er bei diesen Worten freundlich lächelt.

»Danke«, sage ich noch einmal. Dann lege ich auf, scrolle durch mein Adressbuch und wähle die Nummer meines Hausarztes.

8. SEPTEMBER

»Guten Morgen.« Dr. Teichert sitzt mir gegenüber. Uns trennt ein breiter Schreibtisch, auf dem ein großer schwarzer Flachbildschirm steht. »Was kann ich für Sie tun?«

»Ich …«, beginne ich und gerate ins Stocken. Ich schäme mich für das, was ich jetzt sagen muss. Dr. Teichert kennt mich seit dreizehn Jahren. Bis auf die üblichen Erkältungen und ein bisschen Vitamin-D-Mangel war ich überwiegend gesund. Ich habe mich selbst immer als starke Frau empfunden, eine, die mit beiden Beinen im Leben steht. Und dieses Bild auch nach außen getragen. Natürlich weiß ich, dass jeder Mensch psychische Probleme haben kann. Dass das nichts Peinliches oder Schlimmes ist. Aber auch wenn mein Gehirn genau weiß, dass meine Scham unbegründet ist, sie ist trotzdem da. Ich atme tief ein und setze erneut an.

»Ich bin hier, weil ich Angst habe«, höre ich mich sagen. »Mir geht es schon seit Tagen schlecht. Und ich möchte mir gerne etwas zur Beruhigung verschreiben lassen.« So, jetzt ist es raus. Ich spüre, dass meine Wangen leicht gerötet sind. Trotzdem spreche ich weiter. Ich erzähle ihm von meiner Panikattacke im Zug und dass es mir schon seit Längerem nicht mehr wirklich gut geht.

Dr. Teichert hört mir ruhig zu. Nickt immer wieder. Sein Gesichtsausdruck spiegelt Verständnis.

»Das ist alles gut nachvollziehbar«, sagt er ruhig und sachlich. Ich spüre Erleichterung. Die Hitze in meinen Wangen lässt nach.

Er schaut auf seinen Bildschirm. »Ihre Schilddrüsen- und Blutwerte sind in Ordnung. Ich untersuche Sie jetzt und wir machen ein EKG. Wenn da ebenfalls alles unauffällig ist, können wir körperliche Ursachen ausschließen. Dann verschreibe ich Ihnen ein leichtes Antidepressivum, das auch angstlösend wirkt, damit Sie erst einmal zur Ruhe kommen.«

»Ja, sehr gerne«, sage ich erleichtert.

»Mit den Tabletten können wir zwar die Symptome in den Griff bekommen, nicht aber die Probleme dahinter. Wichtig wäre, dass Sie herausfinden, was Ihre Ängste auslöst. Deshalb rate ich Ihnen auch zu einer Psychotherapie.«

»Okay«, sage ich und muss seine Worte erst einmal sacken lassen. Vierzig Minuten später verlasse ich die Arztpraxis mit einem Rezept in der Hand.

*

Ich stehe im Badezimmer und betrachte die kleine gelbe Tablette in meiner Hand, die mir Dr. Teichert heute Morgen verschrieben hat. »Versuchen Sie es anfangs erst mal mit einer Tablette zur Nacht«, empfahl er mir. »Bei Bedarf können Sie die Dosis bis auf sechs Stück innerhalb von vierundzwanzig Stunden steigern.«

Die Tablette hat in der Mitte eine Einkerbung. Ich breche sie entzwei. Ich will es zunächst mit einer halben versuchen, denn ich habe Angst vor diesem Ding. Angst vor dem, was mit mir passieren könnte, wenn der Wirkstoff in meiner Blutbahn ist und es kein Zurück mehr gibt. Wenn ich ihr komplett ausgeliefert bin. Ab diesem Moment hat sie die Kontrolle und ich bin machtlos. Dann könnten all die schrecklichen Nebenwirkungen auftreten, die in dem Beipackzettel stehen, den ich extra nicht durchgelesen habe. Doch dass dort schlimme Sachen aufgeführt sind, weiß ich. Daran erinnere ich mich noch.

Denn ich stand schon einmal in einem Badezimmer mit einer Tablette auf der Handfläche. Sie hieß anders, beinhaltete aber denselben Wirkstoff. Das ist jetzt etwa fünfzehn Jahre her.

Die Ursache, warum ich sie nehmen musste, liegt vermutlich noch länger zurück. Ich glaube, der Schlüssel dazu ist in meiner Kindheit zu finden.

*

Soweit ich mich erinnern kann, war ich kein ängstliches Kind, aber ein perfektionistisches. Ich wollte immer alles richtig machen, gut sein, gesehen und gelobt werden. Vielleicht lag es an der Geschwisterkonstellation. Ich war das jüngste von drei Kindern. Mein Bruder war der Älteste. Ein stiller, zurückhaltender, aber selbstbewusster Junge. Meine Schwester, blond, blauäugig, hübsch, war ein Kind, dem alle Herzen zuflogen. Mit einem sanften, sympathischen Wesen. Schon in der Grundschule bekam sie von den Jungs Liebesbriefe zugesteckt, einer ihrer Klassenkameraden, den ich heimlich anhimmelte, häkelte einen Teddybären für sie. Und auch alle Mädchen wollten mit ihr befreundet sein. Ich war stolz darauf, ihre Schwester zu sein, und habe sie vergöttert. Auf einen Sockel gestellt und angehimmelt. Egal, was sie tat, in meinen Augen konnte sie nichts falsch machen. Mein großer Bruder hingegen umso mehr. Ich betrachtete ihn als Konkurrenten. Wenn die beiden miteinander spielten, war ich eifersüchtig und fühlte mich ausgeschlossen. Ich wollte nur eines: ihre beste Freundin sein.

Damit waren die Rollen bei uns klar verteilt. Mein Bruder war der »Stammhalter«, wie mein Opa oft stolz sagte. Meine Schwester die Schöne, Sanfte. So habe ich mir vermutlich die Rolle ausgesucht, die noch nicht besetzt war: die der Zuverlässigen, Klugen.

Seit ich denken kann, war mir Ordnung ganz besonders wichtig: Abends räumte ich freiwillig das Spielzimmer auf, und mit sechs warf ich beide älteren Geschwister im Urlaub aus dem Hotelzimmer, um ungestört Ordnung zu machen. Heute weiß ich, dass ich äußere Struktur brauche, um innerlich zur Ruhe zu kommen. Und nicht nur Ordnung war für mich wichtig, auch sonst wollte ich möglichst alles perfekt machen. Schon vom ersten Schultag an legte ich meiner Mutter freiwillig jede Hausaufgabe vor, damit sie sie korrigieren konnte. Mit einem Fehler in die Schule gehen, war undenkbar für mich. Insofern war es ein großer Schlag, als sich herausstellte, dass ich unter einer Lese-Rechtschreib-Schwäche litt. Mir Mühe zu geben und trotzdem keinen Erfolg zu haben, war schrecklich. Da war plötzlich etwas, worauf ich keinen Einfluss hatte, was sich meiner Kontrolle entzog. Ich konnte noch so viel üben, jedes Mal unterliefen mir beim Diktat andere Fehler. Und egal, wie oft ich den Text hinterher auch durchlas, ich sah sie einfach nicht. Auch Vorlesen war eine Qual. Wenn in der Klasse reihum vorgelesen werden sollte, saß ich in höchster Alarmbereitschaft auf meinem Platz. Je mehr sich mir der Text näherte, desto heftiger klopfte mein Herz. Meine Hände waren kalt, mein Hals wie zugeschnürt, und wenn ich schließlich an der Reihe war, brachte ich meine Sätze stotternd hervor. Ich spürte, wie die Scham in mir hochkroch und meine Wangen heiß werden ließ, weil ich ganz offensichtlich schlechter als die anderen war.

Mit etwa elf Jahren, als ich immer mehr registrierte, wie sehr meinen Vater – ein Workaholic – die Arbeit stresste, nahm mein Ordnungsdrang noch einmal zu. Jeden Freitag schlüpfte ich in einen blauen Overall aus Nickistoff, meinen Hausanzug, und begann, mein Zimmer zu wischen. Die Haushaltshilfe, die meiner Mutter zur Hand ging, machte es mir nicht ordentlich genug. Danach wurden die Fransen meines Teppichs gekämmt, Staub gewischt, die Sofakissen in Reih und Glied aufgestellt und mit einem Schlag in der Mitte versehen und jedes Detail in meinen Regalen an die exakt richtige Stelle gerückt. Meine Geschwister und ihre Freunde machten sich manchmal einen Spaß daraus, die Fransen wieder zu zerzausen, die Kissen zu zerdrücken oder meine Radiergummisammlung durcheinanderzubringen, was einen rasenden Wutanfall bei mir auslösen konnte.

Heute denke ich mir oft, wäre eines meiner Kinder so pedantisch, würde ich mir Sorgen machen. Ich würde mich fragen, ob vielleicht ein anderes Problem dahintersteckt, das dadurch kompensiert werden soll. Doch damals war eine andere Zeit. Meine Eltern fanden meinen Hang zur Ordnung zwar etwas ungewöhnlich, freuten sich aber darüber.

So blieb ich ein perfektionistisches Kind, das sich über Leistung definierte, obwohl meine Eltern das nie aktiv einforderten. In der Pubertät hatten wir viele Freiheiten, durften am

Wochenende mit unseren Freunden Partys in unserem Keller feiern oder bis spät in die Nacht in Diskotheken abhängen, sofern wir die Schule nicht vernachlässigten. »Dienst ist Dienst und Schnaps ist Schnaps«, war das Motto unseres Vaters. Wobei er keine Einsen oder Zweien von uns erwartete. Ihm reichte es, wenn wir im Unterricht mitkamen. Wenngleich meine Eltern wenig Notendruck machten, sah ich doch, wie sehr sie sich über unsere Erfolge und gute Noten freuten. Und sie machten uns von klein auf klar, dass ein guter Schulabschluss die Voraussetzung für ein finanziell unabhängiges Leben war. »Wenn du später mal in einem so schönen Haus leben willst wie wir, musst du fleißig sein. Von nichts kommt nichts«, hörte ich meinen Vater sagen, als mein Bruder eine Fünf in Mathe mit nach Hause brachte.

So hatte ich vom ersten Tag an den Ehrgeiz, gut in der Schule zu sein und vor allem besser als meine Geschwister. Anfang der dreizehnten Klasse handelte ich mit meinem Vater eine Wette aus. Für jede Ziffer hinter dem Komma, die meine Abinote besser war als die meines Bruders, sollte ich hundert Mark bekommen. Ich schaffte ein Abi von 1,8. Mein Bruder hatte einen 2,1er-Schnitt, meine Schwester ein 3er-Abi. Als mir mein Vater an dem Tag, an dem ich ihm stolz mein Zeugnis präsentierte, dreihundert Mark geben wollte, nahm ich sie nicht an. Ich hatte sie nie wirklich gewollt, mir reichte es, meine großen Geschwister überflügelt zu haben.

Auch im Studium wollte ich sie übertrumpfen und den besten Hochschulabschluss machen. Ich studierte Filmwissenschaft, Philosophie und Ethnologie in Mainz, mit dem Ziel, Fernsehjournalistin zu werden. Seit der Grundschule war

Deutsch mein Lieblingsfach gewesen. Ich liebte es, Aufsätze und Gedichtinterpretationen zu schreiben. Auch fernsehen zählte zu meinen liebsten Hobbys. Und da meine Lese-Rechtschreibschwäche für mich ganz klar ausschloss, in den Printjournalismus zu gehen, entschied ich mich fürs Fernsehen. Das Studium fiel mir leicht und machte mir großen Spaß. Für die meisten Scheine musste ich Hausarbeiten verfassen, die ich, dank der Rechtschreibkorrektur meines Computers, fast fehlerfrei abgab. Ich sammelte eine Eins nach der anderen und war noch vor der Regelstudienzeit fertig. Die Zeit bis zu den Magisterprüfungen überbrückte ich mit drei Praktika beim Fernsehen. Eines auf dem Lerchenberg in Mainz, zwei andere in München und Frankfurt. Dort ging ich mit gemischten Gefühlen hin. Da ich introvertiert bin, fand ich es schrecklich schwer, jedes Mal wieder auf fremde Menschen zu treffen und in einer Gruppe meinen Platz zu finden. Meist fühlte ich mich erst dann einigermaßen wohl, wenn das Praktikum fast schon wieder vorbei war. Doch inhaltlich hatte ich das Gefühl, am richtigen Ort zu sein. Schnell erkannte die Redaktionsleitung, welches Potenzial in mir steckte, und ließ mich eigene Beiträge machen. Ich mochte die Recherche und das Schreiben eines Treatments, doch am meisten liebte ich die Dreh- und Schnitttage. An diesen überwand ich meine Schüchternheit, sagte den Kameraleuten, welche Bilder ich benötigte, führte Interviews, wuchs über mich hinaus und fühlte mich beflügelt. Ich sichtete das Material, sagte den Cutterinnen, wie sie die Bilder aneinanderfügen sollten, überlegte mir einen Text, vertonte ihn selbst oder übergab ihn an professionelle Sprecher.

Ein paar Wochen später lag schließlich der Magisterabschluss vor mir: In meinem Hauptfach Filmwissenschaft musste ich eine Abschlussarbeit und eine Klausur schreiben und eine mündliche Prüfung ablegen, in meinen beiden Nebenfächern standen eine Klausur und eine mündliche Prüfung an. Und von diesen Noten hing alles ab. Keine einzige Note, die ich bisher im Studium erworben hatte, würde eingerechnet werden. Jetzt hieß es: hopp oder top.

Ich begann mit meiner Arbeit, in der ich unterschiedliche Unterhaltungsshowformate verglich. Es gab so gut wie keine Sekundärliteratur, ich musste mir alles selbst erarbeiten. Ich versank wochenlang darin, saß oft bis drei Uhr nachts am Schreibtisch. Traf kaum Freundinnen, ging nicht aus. Essen, trinken, arbeiten, schlafen. Das war alles, was ich in dieser Zeit tat. Einmal am Tag ging ich dreißig Minuten joggen, das brauchte ich, um den Kopf wieder freizukriegen. Gegen Ende der Magisterarbeit begann es schleichend: Ich fühlte mich zunehmend nervös, hatte das Gefühl, nicht mehr richtig abschalten zu können. Die Anspannung wuchs von Tag zu Tag. Immer wieder begann mein Herz plötzlich zu rasen, etwa, wenn ich mittags meinen Teller Nudeln aß. Ich war so aufgeregt, als müsse ich in fünf Minuten in die mündliche Prüfung gehen. Dabei waren noch etwa acht Wochen Zeit. Immer wieder ertappte ich mich bei dem Gedanken *Was passiert mit mir, wenn ich versage?*. Meine Zukunft hing von der Magisterarbeit, drei Klausuren und drei mündlichen Prüfungen ab, alles, was ich mir bisher erarbeitet hatte, zählte nicht. Meine guten Noten in der Schule, mein Einserabi, meine Vornoten im Studium. Das Gefühl einer permanenten Bedrohung wuchs. Denn für mich gab es nur ein Ziel: einen Einserabschluss zu machen, sonst wäre alles umsonst gewesen. Hinzu kam, dass es damals auf dem Arbeitsmarkt sehr schlecht aussah. Es gab nur wenige Volontärstellen bei den Fernsehsendern, und wenn ich eine davon haben wollte, musste ich aus der Masse herausstechen. Mit jedem weiteren Tag wuchs die Angst. Die nervöse Unruhe wurde zum Dauerzustand. Bis ich schließlich meinen Hausarzt aufsuchte und abends mit einer Tablette im Badezimmer stand. Damals hatte ich keine Angst vor dem Wirkstoff und seinen Nebenwirkungen. Ich steckte sie einfach in den Mund, beugte mich zum Wasserhahn hinab, trank einen Schluck und spülte die Tablette runter. Schon wenige Stunden später wurde ich ruhiger. Nach der letzten Magisterprüfung setzte ich die Tabletten wieder ab. Mit einem Schnitt von 1,3 in der Tasche. Die Angst war weg, so als hätte es sie nie gegeben. Und nach und nach verschwand auch meine Erinnerung an diese. Ebenso wie die an die kleine gelbe Tablette.

*

Ich nehme all meinen Mut zusammen, stecke die halbe Tablette in den Mund und spüle sie mit etwas Leitungswasser hinunter. Mein Herz schlägt sofort schneller. Wenn ich die halbe vertrage, nehme ich ab morgen Abend eine ganze, wie Dr. Teichert es empfohlen hat. Und sobald es mir wieder besser geht, setze ich sie ab.

9. SEPTEMBER

Ich sitze an meinem Schreibtisch in der kleinen Arbeitsecke, die ich mir oben im Schlafzimmer neben dem großen Holzkleiderschrank eingerichtet habe. Heute ist Donnerstag, mein Homeoffice-Tag. Es ist früh am Morgen, die Kinder haben gerade das Haus verlassen. Die Sonne wirft ein zartes Streifenmuster auf die weiße Wand vor mir. Im Schlafzimmer ist es angenehm warm. Ich spüre ein nervöses Kribbeln in meiner Magengegend, meine Schultern sind angespannt, aber Angst habe ich keine. Die halbe Tablette, die ich gestern Abend genommen habe, hat gewirkt, ohne die geringsten Nebenwirkungen. Jetzt ist es an der Zeit, weitere Schritte einzuleiten. Ich klappe meinen Laptop auf, öffne Google, gebe den Begriff »Therapie« und den Namen meines Wohnorts ein, drücke auf »Suchen«. Dreißig Minuten später habe ich fünfzehn Mails geschrieben, alle mit demselben Text, nur mit einem anderen Namen in der Anrede:

Sehr geehrte Frau xx,

ich leide derzeit unter akuten Ängsten und benötige dringend Hilfe. Ist bei Ihnen noch ein Therapieplatz frei?
Über eine positive Nachricht würde ich mich sehr freuen.

Mit freundlichen Grüßen

Ich habe alle Praxen im Umkreis angeschrieben, die ich mit dem Auto erreichen kann, ohne auf eine Schnellstraße oder Autobahn zu müssen. Dadurch ist mein Radius etwas eingeschränkt. Ich weiß, dass es schwer sein wird, einen Therapieplatz zu finden, und ich wahrscheinlich lange Wartezeiten in Kauf nehmen muss. Aber wer weiß, vielleicht habe ich ja Glück?

*

Am Abend habe ich bereits drei Absagen. Alle sind freundlich formuliert und klingen ähnlich:

> Vielen Dank für Ihre Anfrage. Leider kann ich Ihnen zeitnah keinen Therapieplatz anbieten, alle meine Plätze sind auf Monate besetzt (Wartezeit mind. 1 Jahr).
>
> Mit der Bitte um Verständnis und den besten Wünschen für Sie
>
> xx
> Psychologische Psychotherapeutin

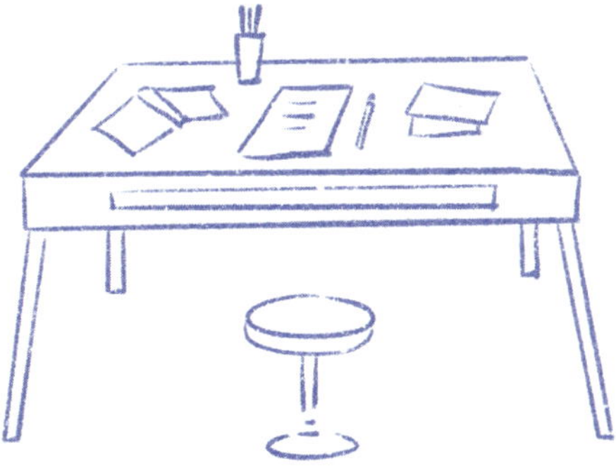

14. SEPTEMBER

Ich öffne den Laptop und überfliege meine Mails. Wieder zwei Absagen. Insgesamt sind es jetzt zwölf. Frustriert klappe ich den Laptop wieder zu.

17. SEPTEMBER

Ich stehe an Gleis 4 des Mainzer Hauptbahnhofes. Clemens ist bei den Kindern und ich habe endlich einmal wieder Zeit für mich. Zum ersten Mal seit der Panikattacke vor knapp einem Monat will ich wieder Zug fahren. Ich möchte mich mit meiner Freundin Miriam und ihren beiden Freundinnen Anne und Silvie zu einem Wellnesswochenende treffen. Das haben wir Miri zu ihrem vierzigsten Geburtstag geschenkt.

In den letzten Tagen wurde ich nervös, sobald ich an die Zugfahrt gedacht habe. Doch Angst hatte ich zum Glück keine. Seit ich die Tabletten schlucke, geht es mir deutlich besser. Ich nehme jetzt eine halbe morgens, weil die Nervosität dann am schlimmsten ist, und eine halbe vorm Schlafengehen. Damit komme ich gut zurecht. Mein Leben fühlt sich fast wieder normal an. Und ich hoffe sehr, dass das auch so bleibt.

Der Zug wird angekündigt, er ist ausnahmsweise nur vier Minuten zu spät, kurz darauf fährt er ein. Das schrille Quietschen der Bremsen schmerzt in meinen Ohren, und mein Waggon hält nicht dort, wo der Wagenstandsanzeiger ihn angekündigt hat. Die Rollen meines kleinen Trolleys rattern über die Steinplatten, als ich schnell zu Abschnitt D laufe. Zum Glück ist der Bahnsteig am Freitagvormittag nicht allzu voll. Der Hauptreiseverkehr wird erst in ein paar Stunden einsetzen. Ich erreiche meinen Wagen und horche in mich hinein. Immer noch keine Angst. Eine nervöse Unruhe, ja. Ein leichtes Flattern im Bauch. Und mein linkes unteres Augenlid zuckt ab und zu von selbst. Aber mehr nicht.

Die Luft im Wagen ist wieder stickig, veratmet. Ich verstaue mein Gepäck und setze mich hin. Mein Blick wandert Richtung Gleis. Eine ältere Dame mit weißem mittellangem Haar und pinker Jacke steht dort und winkt jemandem zu, der offenbar im Nachbarabteil sitzt. Sie sieht sympathisch aus und ich betrachte sie noch einen kurzen Moment. Danach kehrt meine Aufmerksamkeit wieder zum Zug zurück. *Gleich geht es los.* Und tatsächlich höre ich wenige Sekunden später das typische »Pfft« der Türen. Der Zug macht einen leichten Ruck und rollt an. Mein Herz schlägt ein bisschen schneller, aber das Angstzentrum in meinem Gehirn schlägt nicht an. Die Chemie in meinem Körper hat alles unter Kontrolle. *Wie würde es mir jetzt ohne die Tabletten gehen?*, frage ich mich, während ich beobachte, wie sich die ältere Dame, die immer noch winkt, nach und nach entfernt. Ich stehe auf, nehme meinen Rucksack von der Ablage und hole mein Buch heraus.

18. SEPTEMBER

Wir sitzen an einem elegant eingedeckten Tisch mit weißem Tischtuch und bordeauxroten Servietten, geschwungenen Weingläsern, großen Tellern und silbernem Besteck. In der Mitte des Tisches steht ein Windlicht mit einer weißen Kerze, flankiert von zwei Kristallväschen mit roten Rosen. Miri und ich sitzen Anne und Silvie gegenüber. Auch alle Nachbartische sind besetzt. Die meisten mit Frauengruppen, manche auch mit jungen oder älteren Pärchen. Der Raum ist erfüllt von dumpfem Gemurmel, es riecht nach gebratenem Fleisch. Wir haben bereits zwei Gänge und einen herrlichen Wellnesstag hinter uns. Mit üppigem Frühstück, einem kleinen Spaziergang, drei Saunagängen, entspannten Ruhezeiten und vielen guten Gesprächen. Über unsere Jobs, Männer und Exmänner, Söhne und Töchter. Übers Älterwerden, über Gesundheit und Krankheit und über Freunde und Bekannte.

Jetzt genießen wir das Abendessen. Ein Drei-Gänge-Menü, das sich jede von uns individuell zusammenstellen konnte. Ich habe bereits eine leckere Kürbiskokossuppe mit noch warmem Weißbrot gegessen. Danach eine gegrillte Dorade mit Butterkartoffeln und Rahmwirsing. Ich fühle mich so satt, wohl und zufrieden wie schon lange nicht mehr. Vor vierzehn Tagen hätte ich mir nicht vorstellen können, jemals wieder in einen Zug zu steigen, und jetzt sitze ich hier und genieße mein Leben. Ich bin unendlich dankbar dafür, dass das wieder möglich ist. Kurz überlege ich, ob ich meinen Nachtisch abbestellen soll, weil ich bereits mehr als satt bin, doch die Lust ist größer als die Vernunft. Wann bekomme ich schon mal eine Crème brûlée zubereitet und serviert?

Als der Nachtisch kommt, esse ich einen Löffel Crème brûlée, die köstlich schmeckt, und höre währenddessen Miri zu, die von ihrem Hund berichtet, der seit ein paar Wochen Probleme mit der Hüfte hat.

Beim zweiten Löffel spüre ich auf einmal eine merkwürdige Leere im Kopf. *Oh, mein Gott, ist das wieder Angst?*, denke ich, und im selben Moment springt das gesamte Alarmsystem an. Mein Herz rennt und stolpert. Mein Mund wird trocken. Die Watte im Kopf breitet sich aus. Die Stimmen der anderen dringen nur noch dumpf an mein Ohr. *Ruhig bleiben*, ermahne ich mich und greife zu meinem Wasserglas. Ich trinke ein paar Schlucke und versuche, mich aufs Atmen zu konzentrieren. »Alles okay bei dir?«, fragt Silvie, die offenbar etwas gemerkt hat, »du siehst plötzlich so blass aus.« Auch die beiden anderen wenden mir ihre Aufmerksamkeit zu und sechs Augenpaare sehen mich fragend an.

»Ich habe ein bisschen Kreislaufprobleme«, sage ich. »Ich glaube, ich muss mal an die frische Luft.«

»Soll ich mitkommen?« Miri sieht mich fragend an.

»Nein, danke. Iss du mal schön deinen Nachtisch. Das geht bestimmt gleich wieder.« Ich greife nach meiner Handtasche und verlasse das Restaurant. Doch anstatt rauszugehen, steuere ich die Damentoilette an. Ich brauche meine Tablette. Der Vorraum ist leer. Ich krame die Schachtel aus der Handtasche, breche eine Tablette entzwei, beuge mich über den laufenden Wasserhahn und schlucke sie hinunter. Meine Hände sind eiskalt. Unter meinen Achseln hat sich ein kalter, klebriger Schweiß gebildet. In ein paar Minuten wird die Tablette wirken. Das Wissen darum hilft mir, wieder ruhiger zu werden.

Ich verlasse die Toilette und gehe durch den Empfangsbereich des Hotels nach draußen. Die kühle Abendluft, die mir entgegenschlägt, tut sofort gut. Ich lehne mich mit dem Rücken an das Treppengeländer, atme tief ein und blicke in den blauen Himmel.

Verdammt, was war das?, frage ich mich und horche in mich hinein.

Ich spüre meinen vollen Bauch und langsam wird mir klar, was eben passiert ist. Ich habe einfach nur zu viel gegessen. Die Verdauung hat eingesetzt. Im Bauch wurde mehr Blut benötigt, das unter anderem auch aus dem Gehirn abgezogen wurde, daher der leichte Schwindel. Ein Gefühl, das ich schon tausendmal zuvor gespürt habe, weil ich leidenschaftlich gerne esse, und wenn es besonders lecker ist, auch über den Hunger hinaus. Doch früher habe ich diesen Schwindel nie näher beachtet. Jetzt hat er mich sofort an die Angst erinnert und mein Alarmsystem getriggert. Diese Erklärung hilft mir, noch ruhiger zu werden. Und vermutlich trägt die Tablette ihren Teil dazu bei. Ich nehme noch ein paar tiefe Atemzüge, anschließend kehre ich ins Restaurant zurück.

»Alles wieder gut?«, fragt Miri, als ich mich neben sie an den Tisch setze. Sie sieht mich besorgt an. Als eine meiner besten Freundinnen weiß sie von meiner Angst. Auch Silvie und Anne mustern mich aufmerksam.

»Ja, danke.« Ich zögere. Eigentlich hatte ich an diesem Wochenende nicht darüber sprechen wollen, weil ich Anne und Silvie nicht so gut kenne und mir das Ganze irgendwie peinlich ist. Doch der Tag heute war so intensiv. Jede von uns hatte den Mut, sehr persönliche Dinge preiszugeben. Plötzlich spüre ich, dass ich darüber reden will. Dass ich das Erlebte mit den anderen teilen möchte.

»Ich hatte Angst«, fahre ich daher fort und erzähle, was gerade los war und auch von meinen letzten vier Wochen. Als ich fertig bin, fühle ich mich erleichtert. So als hätten die Worte, die meinen Mund verlassen haben, auch schwere Brocken, die in mir lagen, mit hinausgetragen.

»Oh Mann, du Ärmste. Das ist so ein fieses Gefühl.« Annes dunkelbraune Augen verraten mir, dass sie weiß, wovon ich gerade gesprochen habe. Vor einem Jahr hatte sie eine schwere Trennung. Jetzt erzählt sie, dass sie in dieser Zeit auch phasenweise unter Panikattacken litt, und es tut wahnsinnig gut, plötzlich mit dem Thema nicht mehr alleine zu sein. Im Gegensatz zu mir hat sie schon eine Therapie gemacht.

»Weißt du, was mir meine Therapeutin für solche Paniksituationen geraten hat und was mir wirklich gut hilft?«, fragt sie schließlich. »Die 4-7-8-Methode.«

»Was ist das?«, frage ich überrascht, weil ich noch nie davon gehört habe.

»Eine spezielle Atemtechnik«, erwidert Anne. »Du atmest erst aus, bis deine Lunge leer ist. Dann atmest du langsam durch die Nase ein – vier Sekunden lang. Danach hältst du den Atem sieben Sekunden lang an. Und danach atmest du acht Sekunden durch den Mund wieder aus. Schau, so«, sagt sie und demonstriert es mir. Beim Ausatmen durch den Mund macht sie ein leises Pustegeräusch. »Und ich kenne noch einen anderen guten Notfalltrick. Du nimmst ein Blatt Papier und einen Stift und schreibst deinen Namen, wenn du Rechtshänderin bist, mit der linken Hand darauf. Weil wir das Schreiben mit der anderen Hand nicht gewohnt sind, müssen wir uns konzentrieren und durch diese Fokussierung geht die Angst weg.«

»Danke«, sage ich und hoffe, dass ich keinen dieser Tricks zeitnah anwenden muss. Trotzdem bin ich froh, dass ich den Mut hatte, über meine Angst zu sprechen.

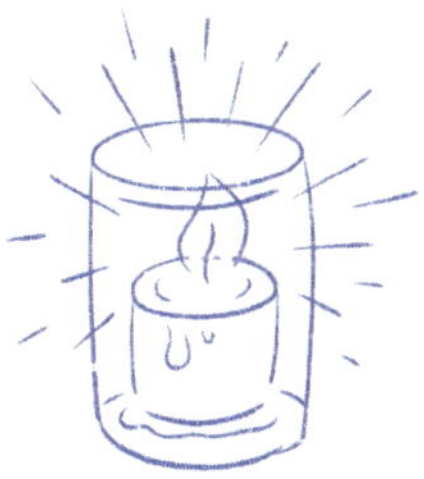

19. SEPTEMBER

Der Himmel ist grau. Es weht ein feuchtkalter Wind. Feine Nieseltröpfchen fallen auf mein Gesicht. Das Wetter ist letzte Nacht umgeschlagen, und ich spüre ein leichtes Pochen hinter meiner rechten Schläfe. *Hoffentlich wird das keine Migräne*, denke ich und knöpfe meinen dünnen Mantel bis oben hin zu. Wieder stehe ich am Bahngleis. Der Zug hat fünfundzwanzig Minuten Verspätung und muss jeden Moment kommen. Der gestrige Abend war noch schön, aber es ist spät geworden und ich habe heute Nacht gefühlt kaum geschlafen. Meine rechte Schulter hat wieder geschmerzt und ich konnte keine angenehme Liegeposition finden.

Beim Frühstück habe ich meine halbe Tablette genommen, trotzdem fühle ich mich gerade nicht gut. In mir ist ein nervöses Flirren, eine innere Vibration. All meine Sinne sind zu scharf. Der Himmel ist so bleiern, dass ich das Gefühl habe, seine Last zu spüren, der Wind so kalt, dass er durch den Stoff meines Mantels und meine Haut bis tief in die Knochen dringt. Das Pochen in der Schläfe wird zum festen Hämmern. Ich fühle mich, als würde mich eine Glasschicht von der Außenwelt trennen, hauchdünn und zart, die jeden Moment zersplittern kann.

Der Zug fährt ein. Zu schnell. Zu laut. Zu schrill.

Nein, sagt meine innere Stimme. *Ich will da nicht rein.*

Aber ich muss. Habe keine Alternative. Jeder Schritt Richtung Wagen kostet mich Kraft, so als seien der Waggon und ich zwei magnetische Pole, die sich gegenseitig abstoßen. Ich stelle meinen Koffer ab, suche meinen Platz, setze mich, nehme meinen Rucksack auf den Schoß. Meine Hände sind eiskalt. Mein Mund ist trocken. Mir ist übel. Plötzlich kommt mir eine Idee. Ich öffne meinen Rucksack und krame darin, bis ich einen Zettel und einen Kugelschreiber finde. Dann nehme ich den Stift in die linke Hand und beginne, meinen Namen zu schreiben. Einmal. Zweimal. Dreimal. Beim sechsundzwanzigsten Mal macht es »Pffft«, und ich höre, wie sich die Türen schließen. *Weitermachen*, denke ich. Beim dreißigsten Mal gibt es einen Ruck, und der Zug fährt los. Mein Name fällt mir inzwischen zu leicht. Daher schreibe ich jetzt »Alles wird gut«. Nach und nach wird der Satz wahr. Ich merke, dass der Speichel in meinen Mund zurückkehrt, dass mein Herz langsamer schlägt, die Übelkeit nachlässt. Und schließlich kommt auch wieder das wunderbare Gefühl der Erleichterung, das ich vor vier Wochen erlebt habe. Ich atme tief ein und aus. Meine Schultern lockern sich. »Danke«, schreibe ich jetzt mit links auf meinen Zettel.

Noch eine ganze Weile lang.

14. OKTOBER

Ich blinke, lege den Rückwärtsgang ein und fahre in die Parklücke. Ich fahre nicht gerne Auto, aber einparken kann ich gut. Zumindest, solange sich keine Warteschlange auf der Straße bildet. Dann werde ich nervös und spüre Hektik in mir aufsteigen. Will schnell Platz machen, um die anderen nicht zu stören. Ich bin oft mit meinen Gedanken und Gefühlen bei den anderen. Will es ihnen recht machen. Habe sehr feine Sensoren dafür, wie es anderen Menschen geht. Das ist für mich Fluch und Segen zugleich. Es ist gut, weil es mir ermöglicht, anderen Menschen sehr nahe zu kommen. Ich denke, das ist einer der Hauptgründe für meine guten, intensiven Freundschaften. Und war mir in meinem Job auch oft eine große Hilfe. Ich spüre, wie es meinen Interviewpartnern geht, kann so schnell eine Verbindung zu ihnen aufbauen und mich gut in ihre Gefühlswelten reindenken.

Doch leider können diese feinen Antennen auch anstrengend sein. Weil ich ständig mit meinen Gefühlen im Außen bin und dabei oft nicht genug auf mich achte. Auch jetzt habe ich gemischte Gefühle. Eigentlich freue ich mich, denn ich bin gerade auf dem Weg zu meiner ersten Therapiestunde. Aber gleichzeitig bin ich auch verunsichert, weil die Therapeutin am Telefon so uneindeutige Signale ausgesendet hat. Irgendwie hatte ich das Gefühl, dass sie mich gar nicht will.

Ich unterbreche meine Gedanken und konzentriere mich

aufs Rangieren. Als der Wagen perfekt steht, schnappe ich mir meine Handtasche vom Beifahrersitz, schaue in den Rückspiegel, ob kein Auto kommt, steige aus und verriegele den Wagen.

Während ich den breiten Gehweg entlanglaufe, vorbei an sanierten Altbauten mit gepflegten Vorgärten, muss ich wieder an die Therapeutin denken. Sie heißt Frau Althoff und macht tiefenpsychologisch fundierte Psychotherapie. Eine Gesprächstherapie, bei der vor allem nach den Ursachen der seelischen Konflikte geforscht wird. Frau Althoff hat eine Privatpraxis. Nachdem mir alle fünfzehn Therapeutinnen mit Kassenzulassung abgesagt hatten, erfuhr ich von meiner Krankenkasse, dass ich mich unter diesen Umständen auch in einer Privatpraxis anmelden darf. Daraufhin schrieb ich alle privaten Praxen in der Umgebung an. Vor einer Woche bekam ich eine Mail von Frau Althoff, die mich um ein kurzes Gespräch bat. Ich war glücklich und erleichtert und wählte sofort ihre Nummer. Ich erreichte nur ein Band und hinterließ meine Telefonnummer. Am nächsten Tag rief sie zurück.

»Althoff hier«, sagte eine freundliche Stimme. »Sie suchen einen Therapieplatz?«

»Ja«, erwiderte ich. »Ich bin eigentlich Kassenpatientin, aber meine Krankenkasse hat mir gesagt, dass ich aufgrund des Mangels an Kassenplätzen auch zu einer privaten Therapeutin gehen darf.«

»Ach so.« Es entstand eine kurze Pause.

»Das ist doch richtig, oder?«, fragte ich verunsichert.

»Ja, ja. Das stimmt schon.« Ich hatte das Gefühl, dass ihre Stimme jetzt etwas distanzierter klang, so als habe sie innerlich einen Schritt zurück gemacht und den Raum zwischen uns vergrößert. »Also«, fuhr sie schließlich zögerlich fort. »Bei mir ist gerade ein Platz frei geworden. Sie könnten nächste Woche Donnerstag um zehn Uhr kommen. Passt das bei Ihnen?«

Es war, als hätte dieser Satz ein festes Seil, das um meinen Brustkorb geschnürt war, durchtrennt. Plötzlich war da wieder mehr Weite zwischen meinen Rippen und ich hatte das Gefühl, so viel Luft wie schon lange nicht mehr einatmen zu können.

Donnerstag zehn Uhr, ratterte es durch meinen Kopf. *Habe ich da irgendeinen Termin?* Und wenn schon. Egal. Im Notfall musste er eben verschoben werden. Diese Chance konnte ich mir nicht entgehen lassen. Wer weiß, wann sich die nächste bot.

»Ja, da kann ich.«

*

Hausnummer 244. Ich bin am Ziel, stehe vor einer halbhohen Mauer mit schmiedeeisernem Tor, dahinter ein weißes dreistöckiges Gebäude mit angedeuteten Säulen an der Fassade und einem gepflegten Vorgarten. Bei seinem Anblick überkommt mich wieder einmal das schlechte Gewissen. Denn anstatt in unserem Garten zu arbeiten, habe ich vor ein paar Wochen, als ich endlich einmal Zeit hatte, unseren ewig langen Bürgersteig vom Unkraut befreit, um die Nachbarn – überwiegend Rentner – zufriedenzustellen. Zwar hat sich noch nie jemand beschwert, aber ich weiß, dass ihnen unser ungepflegter Bürgersteig ein Dorn im Auge ist. Sie selbst fegen immer freitags und rupfen jedes Blättchen, sobald es sich zwischen den Ritzen der Pflastersteine hervorwagt. Auf unserem wuchert inzwischen wieder der Löwenzahn. Jedes Mal, wenn ich zu meinem Auto gehe, das vorm Haus parkt, oder ins Dorf zum Einkaufen laufe, stresst mich dieser Anblick. Denn ich mag meine Nachbarn und will sie nur ungerne enttäuschen. Und ich will auch nicht, dass sie denken, dass ich schlampig oder – noch schlimmer – heillos überfordert bin. Clemens hat in letzter Zeit häufiger vorgeschlagen, sich am Wochenende darum zu kümmern. Aber unsere gemeinsame Zeit als Paar und mit den Kindern ist so knapp, dass ich sein Angebot bisher immer abgelehnt habe.

Soll das blöde Unkraut doch wachsen, denke ich, während ich die Klinke des Tores herunterdrücke. Und wünsche mir im selben Moment, dass es mir wirklich egal wäre. Mir ist ein bisschen flau im Magen. Ich bin froh, endlich einen Therapieplatz zu haben, bin aber auch ein bisschen aufgeregt, weil ich nicht weiß, was mich hier erwartet. Während ich die knarzenden Holzstufen im Treppenhaus hochsteige, stelle ich überrascht fest, dass ich schon lange nicht mehr so nervös war. Nach der Rückfahrt vom Wellnesswochenende habe ich meine Tablettendosis noch einmal erhöht. Ich nehme jetzt eine Tablette morgens, eine halbe mittags und eine halbe abends und bin froh, deutlich unter der erlaubten Dosis bleiben zu können. Diese Menge hält mich perfekt in Balance. Keine Unruhezustände, keine Panikattacken mehr.

Ich bin unfassbar glücklich und dankbar dafür, dass die Medikamente mir mein Leben zurückgegeben haben. Dass ich wieder einkaufen kann, ohne dabei ständig die Notausgänge im Blick zu behalten, dass ich im Büro sitzen kann, ohne dass mir schwindelig wird, und dass ich wieder Wäsche aufhängen kann, ohne mich dabei so bedroht zu fühlen, als würde ein zähnefletschender Säbelzahntiger neben dem Trockner sitzen und jeden Moment auf mich zuspringen.

»Guten Tag«, als ich im dritten Stock ankomme, wartet dort schon eine große, feingliedrige Frau auf mich. »Althoff«, sagt sie und streckt mir ihre Hand entgegen. Während ich sie schüttle, nicken wir uns gegenseitig zu.

»Hier geht's rein.« Frau Althoff öffnet die dunkle Eichentür hinter sich und wir betreten einen großen, hellen Raum mit stuckverzierten Decken. Vor der breiten Fensterfront steht ein langer Schreibtisch mit einem Computer darauf.

»Wenn Sie möchten, können Sie hier Ihre Jacke aufhängen.« Frau Althoff deutet auf einen Garderobenständer zu meiner Linken. Danach folge ich ihr in den Nachbarraum, auch dieser ist groß und hell. Es gibt zwei Sessel, die sich mit etwas Abstand gegenüberstehen. Sie bittet mich, auf dem Sessel, der mit dem Rücken zum Fenster steht, Platz zu nehmen, und setzt sich ebenfalls. An der Wand hinter ihrem Sessel steht ein braunes Sideboard mit einer Buddhafigur. Darüber hängt ein großes abstraktes Bild in dezenten Farben.

Ich mag den Raum und auch Frau Althoff macht einen sympathischen Eindruck auf mich. Obwohl sie sehr schlank ist, hat sie etwas Weiches. Ihr Gesicht sieht so aus, als würde sie häufig lächeln, und ihr nussbraunes Haar fällt wellig auf die Schultern. Ich schätze, dass sie ungefähr zehn Jahre älter ist als ich, also Ende vierzig. Doch da ist auch etwas hinter der freundlichen Fassade, das mich irritiert. Ihr Lächeln wirkt müde, angestrengt. Und unter ihren Augen liegen dunkle Schatten. Mein Gefühl sagt mir, dass sie selbst gestresst ist und die Ruhe, die sie auszustrahlen versucht, nicht ganz echt ist.

»Haben Sie schon mal eine Therapie gemacht?«, erkundigt sie sich.

»Nein.« Ich schüttle den Kopf.

»Also«, sie beugt ihren Oberkörper ein wenig in meine Richtung vor, »wir haben jetzt fünf Termine zum Kennenlernen. Das sind die sogenannten probatorischen Sitzungen. Die sind sehr wichtig, denn ausschlaggebend für den Erfolg einer Therapie ist vor allem die Beziehung zwischen Therapeutin und Patientin. Ich schaue mir in dieser Zeit an, ob ich die richtige Therapeutin für Sie und Ihre Thematik bin, und Sie finden heraus, ob Sie sich mit mir wohlfühlen. Und wenn wir beide der Meinung sind, dass es passt, beantragen wir die Therapie.«

»Das klingt gut.«

»Na, dann erzählen Sie mal. Aus Ihrer Mail weiß ich ja schon, dass es bei Ihnen um das Thema Angst geht.«

»Ja, das ist richtig.« Ich berichte ihr von meinen letzten Wochen. Frau Althoff sieht mich währenddessen aufmerksam an, nickt ab und zu und notiert sich immer mal wieder etwas auf einem Block, der auf ihrem Schoß liegt. Es fällt mir leicht, ihr alles zu erzählen, da ist keine Scham oder ein anderes negatives Gefühl, das mich davon abhalten würde, alles offen auszusprechen. »Seit ich die Tabletten nehme, geht es mir wieder gut. Aber das kann natürlich kein Dauerzustand sein. Ich will mein altes Leben zurück. Ohne Tabletten«, ende ich schließlich.

»Das kann ich gut verstehen.« Frau Althoff lächelt. »Wir werden hier in der Therapie versuchen, herauszufinden, was Ihnen Angst macht und wo die Ursachen liegen. Ängste sind meist multifaktoriell. Das heißt, es gibt nicht nur eine Ursache, sondern verschiedene, die gebündelt zur Angst führen. Oft bestehen bereits Ängste in der Familie und sie kommen über die Gene zu uns. Heute wissen wir zum Beispiel, dass viele Ängste ein Erbe aus dem letzten Krieg sind. Ängste hängen aber auch mit unserer Sozialisation zusammen, der Art und Weise, wie wir aufgewachsen sind. Und nicht zuletzt mit unserer Lebenssituation in den letzten Jahren. Gibt es Schicksalsschläge, die wir nicht richtig verarbeitet haben? Wie anstrengend ist unser Alltag? Wie gehen wir mit Stress und Druck um? Welche Ressourcen stehen uns zur Verfügung, um mit unseren Problemen klarzukommen? Auf all das werden wir im Laufe der Therapie schauen und nach Lösungsansätzen suchen.«

Sie blickt auf ihre Armbanduhr. »Für heute müssen wir Schluss machen.« Sie steht auf und kommt auf mich zu. »Bitte füllen Sie bis zum nächsten Mal diesen Fragebogen aus.« Sie deutet auf ein paar bedruckte Zettel, die auf der Fensterbank hinter meinem Sessel liegen. Ich nehme sie an mich, wir verabschieden uns und wenige Sekunden später schwebe ich beschwingt die knarzenden Holzstufen runter. Endlich habe ich eine Therapeutin gefunden.

15. OKTOBER

»Klick, klick, klick«, macht es jedes Mal, wenn einer der Brotkrümel, die unter dem Esstisch liegen, im Schlauch meines Staubsaugers verschwindet. Es ist Nachmittag, die Kinder spielen oben in ihren Zimmern und ich muss dringend mal wieder saubermachen. Ich nähere mich dem Sideboard, gehe in die Knie, um die Staubflusen darunter wegzusaugen, komme wieder nach oben. Und blicke direkt in die Augen meines Vaters. Es ist eines der letzten Bilder, die es von ihm gibt. Darauf ist er Ende sechzig. Es steht hier zwischen den vielen anderen Fotos in verschieden bunten Holzrahmen, die ich von Reisen mitgebracht habe. Meist nehme ich sie gar nicht mehr wirklich wahr. Ich trete mit dem Fuß auf die Powertaste des Saugers und lege das Rohr auf den Boden. Dann nehme ich das Bild meines Vaters in die Hand.

Sein Haar ist grau, seine Brauen sind buschig und er lächelt freundlich. In den letzten Jahren vor seinem Tod wurde er meinem Großvater optisch immer ähnlicher. Charakterlich nicht. Mein Opa war oft sehr hart und streng. Der frühe Tod seiner Mutter, die militärische Erziehung durch seinen Offiziersvater und zwei Weltkriege haben ihn geprägt.

Mein Vater war ein weicher Mann, einer, dem es nicht schwerfiel, über seine Gefühle zu sprechen. Oft sah er mich an und sagte: »Du bist so hübsch, Königstochterjüngste« oder »Ich bin so stolz auf dich«.

Ich habe ihn so sehr geliebt, diesen Mann, auf den ich mich immer verlassen konnte. »Einer für alle, alle für einen.« Der Spruch der drei Musketiere war unser Familienmotto, das er uns von klein auf vorgelebt hat.

Ich betrachte seine hellen blauen Augen und muss daran denken, wie ähnlich wir uns waren. Nicht optisch, das Aussehen habe ich von meiner Mutter, aber charakterlich. Die aufschäumende Wut, die sich in meiner Kindheit oft als lautes Gewitter entlud und danach schnell wieder verflog, den Ehrgeiz, den Sinn für Gerechtigkeit, den Wunsch, anderen zu helfen, das große, mitfühlende Herz – all das habe ich von ihm. Und leider auch die Angst.

Doch woher hatte er sie? Wie ist sie zu uns in die Familie gekommen? Fragen, die ich mir, seit ich bei Frau Althoff war, immer wieder stelle. Vielleicht wurde die Angst schon vor über 80 Jahren, im Zweiten Weltkrieg, in unser Erbgut geschrieben. Damals, als mein Großvater in einem Schützengraben lag und ums Überleben kämpfte. Vielleicht aber auch in einem Luftschutzkeller in Mannheim, in dem mein 1941 geborener Vater viele Stunden seiner Kindheit ausharrte, während die Welt über ihm in Schutt und Asche zerfiel. »Mäntelchen anziehen, Keller gehen«, war einer der ersten Sätze, die er sagen konnte. Vielleicht aber auch bei dem Unfall, 1974, auf einer dunklen Landstraße, als ein anderer Fahrer meinen Vater bei einem Überholmanöver von der Straße abdrängte und ihn schwer verletzt in seinem Wagen zurückließ. Eine Antwort auf diese Frage werde ich wohl nie bekommen. Ich bin mir aber sicher, dass die Angst, die ich heute spüre, nicht nur meine Angst ist. Dass sie über die Gene meines Vaters zu mir gekommen ist.

In den ersten Jahren meines Lebens war ich introvertiert, gerne für mich alleine und schüchtern fremden Menschen gegenüber, aber nicht ängstlich. Ich bin auf hohe Bäume geklettert, schwarze Pisten auf Skiern runtergesaust und gerne mit Flugzeugen geflogen. Ich hatte keine Angst im Dunkeln und auch keine Angst davor, alleine zu Hause zu sein. Für mich war die Welt ein sicherer Ort. Einer, an dem ich behütet und voller Liebe gemeinsam mit meinen beiden Geschwistern aufwuchs.

Als ich zehn Jahre alt war, zogen wir um, von einer kleinen Eigentumswohnung in ein großes Haus mit Garten. Mein Vater, Ingenieur und Chef eines kleinen Familienbetriebes, war Alleinverdiener in unserer Familie und hatte sich für den Hausbau hoch verschuldet. Wenn er mittags zum Essen nach Hause kam, hatte er jetzt oft eine fahle Haut und sah müde und abgespannt aus. Oft klagte er über Herzschmerzen, hielt sich die Hand an die Brust. Vor jedem Urlaub machte er sich Sorgen. Würde die Firma in seiner Abwesenheit gut laufen? Würden große, lukrative Aufträge an seine Konkurrenten gehen, während er nicht da war?

Ich spürte, dass mein Vater unter dem Druck seiner Arbeit litt. Viel häufiger griff er jetzt nach den Mahlzeiten zu der Schachtel Zigaretten, die auf dem Mäuerchen hinter dem Esstisch lag, und es gab Phasen, da trug er in seiner Freizeit nur noch einen grauen Pullover, weil er behauptete, bald nicht mehr genug Geld für neue Kleidung zu haben.

Heute weiß ich, dass wir niemals existenziell gefährdet waren. Dass diese Bedrohung immer nur im Kopf meines Vaters stattfand. Und dass er in solchen Phasen unter einer depressiven Verstimmung litt, derer er sich selbst und auch meine Mutter nicht bewusst waren. Es war eine Zeit, in der psychische Erkrankungen immer noch in den Köpfen der meisten Menschen mit »verrückt sein« gleichgesetzt wurden. In der psychiatrische Einrichtungen noch als »Klapsmühlen« bezeichnet wurden und man den neuen Trend aus Amerika belächelte, wonach manche Hollywoodstars ihre Probleme mit Hilfe eines Therapeuten aufarbeiteten. Verrückte Künstler eben, so etwas machte ein normaler Mensch damals nicht.

Nach dem Hausbau mutierte mein Vater immer mehr zum Workaholic. Mittags kam er oft erst um vierzehn Uhr nach Hause und meine Mutter stand genervt am Herd, weil das Essen inzwischen verkocht war, abends war er selten vor zwanzig Uhr daheim, und wenn er gesundheitlich angeschlagen war, schleppte er sich dennoch zur Arbeit.

Mein Vater war in den kommenden Jahren immer noch liebevoll, aber oft auch gestresst und schnell wütend. Die Stimmung am Esstisch war jetzt eine andere, wir lachten weniger, es gab häufiger Streit. Als läge eine elektrische Spannung in der Luft, die ich körperlich spüren konnte. Ich machte mir Sorgen um meinen Vater, hatte Angst, dass er an einem Herzinfarkt sterben könnte. Mein Herz war jetzt manchmal traurig und schwer. Wenn ich abends mit meinen Geschwistern auf dem Sofa im Wohnzimmer ›Unser Lehrer Doktor Specht‹ oder ›Kommissar Rex‹ sah und wir den Schlüssel meines Vaters im Haustürschloss hörten, machten wir schnell den Fernseher aus und verschwanden in unseren Zimmern.

Damals, ich weiß nicht mehr genau, wie alt ich war, hatte ich einen Traum, der mein Leben nachhaltig geprägt hat. Bis zu diesem Zeitpunkt hatte ich keine Angst vorm Tod. Ich wusste, dass ich irgendwann sterben werde. Aber die Vorstellung machte mir keine Angst. Der Tod war etwas, das zum Leben gehörte und irgendwann jeden ereilte. Das so unendlich weit weg und abstrakt war, dass es nichts mit mir und meiner Wirklichkeit zu tun hatte. Bis zu diesem Traum:

Ich bin im Meer, schwimme und habe plötzlich keine Kraft mehr. Ich gehe unter, versuche, wieder hochzukommen, schnappe nach Luft, gehe wieder unter. Panik kommt in mir auf. Ich sinke nach unten, sehe Luftbläschen vor meinen Augen aufsteigen, spüre, wie sich meine Lunge immer mehr zusammenzieht. Und dann, genau in diesem Moment, weiß ich, dass es vorbei ist. Dass der Kampf verloren ist. Dass ich nur noch wenige Sekunden zu leben habe. Dass dieses großartige Geschenk, dieses Wunder, das Leben heißt, für immer vorbei sein wird und ich nichts mehr daran ändern kann.

Wenn ich an diesen Traum denke, sehe ich mich selbst unter Wasser. Wie ich hinabsinke, der Tiefe entgegen, und spüre den Schmerz des Abschieds in meiner Brust. Ein Schmerz, der kaum auszuhalten ist und der mir auch jetzt gerade wieder die Tränen in die Augen treibt.

Als ich aufwachte, rang ich nach Luft. Der Traum war so unfassbar real gewesen, dass ich zitternd in meinem Bett lag. Noch Minuten später hatte ich das Gefühl, dass der Tod nach mir gegriffen hatte. Und dass ich ihm nur ganz, ganz knapp entronnen war. Dieser Traum hat sich wie ein echtes Erlebnis in mein Gehirn geschrieben. Seitdem habe ich unfassbare Angst vorm Tod. Nicht vor dem Moment, in dem wirklich alles vorbei ist, sondern vor den Sekunden davor. Vor dem Bewusstsein, jetzt, genau in dieser Sekunde, dem Unausweichlichen ins

Auge zu blicken. Nichts mehr ändern zu können. Keine Kontrolle mehr zu haben. Und einen Wimpernschlag später für immer alles verloren zu haben.

*

Ich stelle das Foto wieder auf das Sideboard zurück. Kurz bleibt mein Blick noch auf dem Lächeln meines Vaters haften, dann wende ich mich wieder dem Staubsauger zu. Während ich mich Richtung Küche vorarbeite, muss ich an eine Szene aus meiner Kindheit denken: Damals saß ich während der Mahlzeiten immer rechts neben meinem Vater auf einer Holzbank. Wenn wir fertig gegessen hatten, bin ich oft unter die Armbeuge meines Vaters geschlüpft und habe mich eng an ihn gekuschelt. Wie ein Küken unter den Flügel einer Henne. Noch Jahre später, als ich schon längst erwachsen war, fragte er mich manchmal, wenn ich zu Hause neben ihm am Esstisch saß: »Na, willst du wieder zu mir unter den Flügel kommen?«, und zwinkerte mir liebevoll zu.

Wie gerne würde ich das heute noch einmal erleben. Mich so behütet und beschützt fühlen wie damals. Als Kind.

Nur noch ein einziges Mal.

23. OKTOBER

»Ist das nicht herrlich?!« Ich schaue über die rechte Schulter zu Miri, die hinter mir geht. Der Weg ist so schmal, dass wir nicht nebeneinander laufen können. Miris Wangen sind mit einem zarten Rot überzogen und ihre Augen leuchten. »Ja, absolut großartig!«

Miri und ich sind seit zwei Stunden unterwegs. Wir tragen Wanderschuhe, Jeans und Funktionsjacken. Und jede einen Rucksack auf dem Rücken. Darin ist alles, was wir brauchen: frische Unterhosen, Socken, Waschzeug, Schlafanzug, Regenhose, Geld, Handy, Wasser, belegte Brote, Trockenobst.

Heute ist der erste Tag unserer zweitägigen Wanderung. Unser Ziel: insgesamt 50 Kilometer zu laufen. Für geübte Wanderer mag das nicht viel sein, für Miri und mich ist es eine echte Herausforderung. Vor allem bergauf und -ab mit Gepäck auf dem Rücken. Das Ganze ist eine Rundwanderung, morgen sind wir zurück bei unserem Auto.

Ich bin so froh, endlich einmal wieder rauszukommen. Mein Alltag ist unter der Woche so dicht und voll, dass ich kaum mal eine Minute für mich habe. Mein Job, die Kinder, der Haushalt, meine Mutter. Ich hetze von einer Sache zur nächsten. Immer in Eile. Immer mit der Sorge im Nacken, nicht alles zu schaffen. Vieles bleibt auch liegen. Die feuchte Wäsche in der Maschine, die ich vergessen habe rauszuholen und die am nächsten Tag zerknittert ist und muffig riecht. Die Birkenfeige im Wohnzimmer, die inzwischen mehr gelbe als grüne Blätter hat, weil ich sie zu wenig gieße. Die Rechnungen, die nicht über Lastschrift eingezogen werden und sich in meinem Ablagekarton stapeln. Jeden Abend gibt es mindestens vier bis fünf Punkte auf meiner To-do-Liste, die ich nicht geschafft habe und die zum nächsten Tag wandern. Ich wünsche mir so sehr, einmal mit allem fertig zu werden. Einmal das Gefühl von »Geschafft!« zu haben. Aber es gelingt mir nie. Wenn ich 70 Prozent von dem, was ich mir vorgenommen habe, erledigen kann, ist es schon viel. Das ist so unbefriedigend und anstrengend. Ich weiß, dass mein Alltag zu voll ist und ich schlichtweg nicht alles schaffen kann. Dass ich Abstriche machen muss. Trotzdem nagt ständig das Gefühl an mir, nicht gut genug zu sein.

Auch an den Wochenenden ist es nicht ruhiger. Oft muss ich noch Konzepte schreiben, die ich unter der Woche nicht fertigbekommen habe. Clemens macht dann einen Ausflug mit den Kindern, damit ich ungestört arbeiten kann. Wenn ich am Schreibtisch sitze und höre, wie die Haustür hinter ihnen zufällt, spüre ich ein heißes Brennen in meiner Brust, weil mein Mann mal wieder die schönen Dinge abbekommt und der blöde Alltagsmist immer an mir hängen bleibt. Ich schäme mich für meinen Neid. Dieses missgünstige Aufrechnen. Trotzdem, es ist schwer, dagegen anzukämpfen.

Häufig erledigen wir auch gemeinsam Dinge, die ich alleine unter der Woche nicht schaffe. Den Geräteschuppen im Garten mit Holzlasur streichen, den neuen Kleiderschrank für unsere Tochter kaufen und aufbauen, weil sie aus ihrem Kinderschrank schon lange rausgewachsen ist, und anderen lästigen Kram. Sonntags holen wir häufig meine Mutter zu uns, um gemeinsam Kaffee zu trinken. Ich freue mich immer, sie zu sehen, aber gleichzeitig sagt mein Inneres: »Ich würde jetzt so gerne meine Ruhe haben.« Auch in diesen Momenten schäme ich mich. Dafür, dass ich so egoistisch bin.

Nachmittags mit einer Freundin Kaffee trinken, einen Mädelsabend machen, ins Kino gehen. All das findet seit Jahren in meinem Alltag kaum noch statt. Zum einen, weil mir die Zeit fehlt, zum anderen aber auch, weil meine zwei besten Freundinnen – Judith und Miri – in anderen Städten leben. In meinem Heimatort habe ich ein paar Bekannte, echte Herzensfreundinnen sind nicht dabei. Seit Clemens unter der Woche nicht mehr zu Hause ist, fühle ich mich zunehmend einsam.

Aber heute ist endlich wieder ein Miri-Wochenende. Seit Wochen habe ich mich schon darauf gefreut. Und wir haben Glück, das Wetter zeigt sich von seiner besten Seite. Es ist sonnig und kalt. Doch jetzt, nach zwei Stunden Bewegung, ist mir so warm, dass ich meine Wollmütze in den Rucksack gesteckt habe. Wir laufen einen kleinen, verschlungenen Pfad entlang. Zwischen dichten Bäumen mit bunten Blättern. Einige sind noch grün, doch die meisten haben schon ihre Herbstfärbung angenommen, rascheln rot und gelb über unseren Köpfen. Indian Summer in seiner schönsten Form. Der Boden ist noch erstaunlich grün. Wir laufen über hohe Gräser, vorbei an Farnen und Wildblumen. Es ist ruhig und friedlich. Man hört keinerlei Zivilisationsgeräusche, nur das Brummen von Insekten, die, wenn sie nahe an mein Ohr kommen, wie kleine Hubschrauber klingen. Manchmal knacken Äste unter unseren Füßen, doch die meisten Tritte werden vom Gras verschluckt. Ab und zu ruft ein Vogel.

Eine kleine blaue Blume fängt meinen Blick. Ich gehe in die Hocke und betrachte ihre hübschen runden Blättchen. Leider kenne ich ihren Namen nicht. Ich überlege kurz, ob ich mein Handy aus dem Rucksack holen soll, um sie mit meiner App zu bestimmen. Doch dann entscheide ich mich dagegen. Ich will einfach nur den Moment genießen, ohne mich von der Technik ablenken zu lassen.

Ich beuge mich noch etwas tiefer, schließe die Augen und schnuppere an der Blüte. Ein zarter, kaum merkbarer Duft strömt in meine Nase. Plötzlich höre ich eine Stimme in meinem Kopf: »Darf ich die hier auch noch gießen, Opi?« »Die Geranien brauchen nichts mehr, mein Schatz, aber die Petunien dort hinten haben noch Durst.« Dann sehe ich ein kleines Mädchen mit zwei Zöpfen und einer grünen Kindergießkanne fröhlich durch die Reihen eines Gewächshauses hüpfen.

»Hey, du Trödelliese, wenn du so weitermachst, sind wir in drei Tagen noch nicht am Ziel.« Ich öffne die Augen. Miri steht vor mir und hat beide Hände in die Hüften gestemmt.

»Sorry«, sage ich, während ich mich wieder aufrapple, »aber sind diese Blümchen nicht einfach entzückend?«

»Wunderschön«, erwidert Miri grinsend, mit leicht ironischem Unterton, dreht sich um und geht weiter. Ich folge ihr.

Mein Herz ist voller Wehmut. Schon seit einer Ewigkeit habe ich nicht mehr an meinen Opi gedacht. Der Vater meiner Mutter besaß eine große Gärtnerei. Von ihm habe ich meine Liebe zu den Pflanzen geerbt. Wir waren nicht oft bei ihm, weil er zu weit weg wohnte. Doch manchmal durfte ich ihn in den Ferien ein paar Tage besuchen. Dann stromerte ich durch die Gewächshäuser und betrachtete die Blumen. Ich liebte ihre Vielfalt, ihre leuchtenden Farben und die warme, vom Blütenduft geschwängerte Luft. Mein Großvater, der die Gärtnerei alleine betrieb, weil meine Oma schon vor meiner Geburt gestorben war, hatte meist nur wenig Zeit, und so genoss ich jeden kostbaren Moment, in dem er mir etwas über die Pflanzen erzählte. Wenn er im Laden war, ging ich mit meiner kleinen Gießkanne alleine durch die Reihen der Gewächshäuser und steckte prüfend meinen Zeigefinger in die Erde, um herauszufinden, ob die Pflanzen Wasser brauchten. Vorsichtig streichelte ich ihre zarten Blätter, gab ihnen Namen und sprach mit ihnen, als ob sie Freunde wären. Stundenlang konnte ich hier sein, ohne mich zu langweilen. Das Gewächshaus mit den Garten- und Balkonblumen war mein Feenreich. Das mit den grünen Zimmerpflanzen ein gefährlicher Dschungel, in dem ich ganz alleine lebte, weil ich als Schiffbrüchige auf eine einsame Insel gespült worden war. Als ich zwölf war, starb mein Opa und die Gärtnerei wurde verkauft. Doch meine Liebe zu allem, was grünt und blüht, ist bis heute geblieben.

Der Weg wird wieder breiter und ich schließe zu Miri auf, um mit ihr zu plaudern.

Ich bin so froh, dass es mir gut geht und ich die Wanderung aus vollem Herzen genießen kann. Nachdem ich das erste Mal bei Frau Althoff war, habe ich beschlossen, meine Tabletten abzusetzen. Ich habe jetzt Hilfe und will es ohne Medikamente schaffen. Ich habe noch drei Tage lang eine Tablette eingenommen und sie anschließend weggelassen. Seitdem spüre ich manchmal wieder Nervosität. Aber Angst hatte ich keine.

Nur die letzte Nacht war leider wieder ziemlich schlecht. Ich bin gegen drei Uhr aufgewacht und konnte lange nicht mehr einschlafen. So ging es mir in den letzten Wochen öfter. Ich wache mitten in der Nacht auf und liege eine Stunde oder länger wach. Auch wenn meine Schulter mal keinen Ärger macht. Das kenne ich überhaupt nicht von mir. Miri hatte gestern die Idee, dass das vielleicht schon ein frühes Symptom der Wechseljahre sein könnte. Vielleicht hat sie recht.

*

»Puh, langsam tun mir die Beine weh«, sage ich zu Miri. Wir sind seit knapp fünf Stunden unterwegs. Vor zwei Stunden haben wir eine kurze Rast gemacht. Auf einem großen Stein am Wegesrand. Es gab Käsebrötchen, getrocknete Datteln, Aprikosen und einen Apfel. Meine Literflasche mit Wasser ist inzwischen fast leer. Der Ballen an meinem rechten großen Zeh schmerzt ein wenig. Und ich bin müde. Der Schlafmangel der letzten Wochen macht sich bemerkbar. Mir fehlt mein Mittagskaffee.

Miri und ich haben in den letzten Stunden fast ohne Unterlass geredet. Wir sehen uns nur ein bis zwei Mal im Jahr und auch zum Telefonieren kommen wir kaum. Meist schicken wir uns Sprachnachrichten, um uns im Alltag gegenseitig upzudaten, und an Wochenenden wie diesem werden alle Themen, die uns beschäftigen, auf die Agenda gebracht. Wir sprechen über unsere Kinder, unsere Ehen, unsere Jobs. Über unsere Sorgen, was uns belastet und was uns verletzt hat. Natürlich reden wir auch über schöne Dinge, über Erfolge und besondere Glücksmomente. Die Gespräche sind sehr intensiv. Wir geben Dinge von uns preis, ohne vorher einen Filter darüberzulegen. Und ich spüre manchmal dabei, dass ich bis tief in mein Inneres vordringe. Den emotionalen Kern in mir berühre. Dann wird mir leicht schwindelig. So wie jetzt.

In meinen Ohren rauscht es leicht, und ich habe auf einmal das Gefühl von »zu viel«. Zu viel geredet. Zu viel gefühlt. Zu viele Kilometer. Und plötzlich auch zu viel Wald. Irgendetwas kippt in mir. Der Wald, der eben noch mein Ort der Entspannung war, bekommt auf einmal etwas Bedrohliches. Mein Herz schlägt schneller. Wir sind hier allein, weit und breit keine Menschenseele. Kein Handyempfang und von der nächsten Ortschaft sind wir noch etwa eine Stunde entfernt. Das Atmen fällt mir schwerer. Plötzlich nehme ich den Wald als einen völlig anderen Raum wahr. Als bedrohlich und gefährlich. Was ist, wenn ich keine Luft mehr bekomme und zusammenbreche? Hier, mitten im Wald. Auf diesem kleinen Pfad, der so schmal ist, dass hier kein Auto hinkommt. Kilometerweit entfernt vom nächsten Krankenhaus.

Ich bleibe stehen, setze meinen Rucksack ab und trinke ein paar Schlucke.

»Und dann hat mein Chef gesagt …« Miri hat noch nicht bemerkt, dass sich etwas bei mir verändert hat und plaudert munter weiter.

»Tut mir leid«, sage ich, »aber ich brauche eine Pause.«

»Okay, lass uns gleich mal nach einer Bank Ausschau halten.«

»Nein, ich brauche jetzt eine Pause.«

Miri bleibt stehen und sieht mich fragend an.

»Mir geht es nicht so gut.«

»Was ist los?«, fragt Miri erschrocken.

»Ich weiß, das ist alles total irrational, aber ich habe plötzlich Angst vorm Wald. Nicht davor, dass hier gleich ein böser Mann aus dem Gebüsch springt, sondern vorm Wald als Raum. Obwohl er so groß ist, fühle ich mich gerade gefangen. Ich kann hier nicht sofort weg, auch wenn ich es wollte. So wie in einem Zugabteil.«

Meine Hände sind eiskalt und ich überlege, was ich tun soll. Eine Tablette nehmen? Nein, das will ich nicht. Noch ist die Situation nicht so akut, dass ich sie nicht mehr aushalten kann. Ich bin nervös, unruhig, aber ich habe noch die Kontrolle. Mir fällt die 4-7-8 Methode von Anne wieder ein.

»Ich versuche es mal mit einer Atemübung«, sage ich und schließe die Augen. Ich atme tief ein und zähle dabei bis vier. Dann halte ich die Luft an und zähle bis sieben. Zuletzt atme ich laut schnaubend aus und zähle bis acht. Das mache ich immer und immer wieder, bis ich spüre, dass ich langsam wieder zur Ruhe komme. Irgendwann öffne ich die Augen. Der Schwindel ist weg.

»Alles wieder okay?« Miri legt besorgt ihre Stirn in Falten.

»Ja, danke. Kann ich vielleicht noch ein bisschen Wasser von dir haben? Meines ist fast alle. Ich habe das Gefühl, dass ich meinen Kreislauf etwas stabilisieren muss.«

»Klar.« Miri reicht mir ihre Flasche und ich fülle ein bisschen Wasser in meine um. Ich trinke ein paar Schlucke. »Von mir aus können wir weiter«, sage ich schließlich. »Ich glaube, es wäre gut, wenn wir jetzt einfach nur ein bisschen die Natur genießen. Du weißt, wie sehr ich unsere Gespräche liebe, aber ich glaube, das war alles ein bisschen zu intensiv heute.«

»Gerne«, sagt Miri, und wir setzen unseren Weg schweigend fort.

*

»Hast du eigentlich über das Absetzen der Tabletten mit deinem Arzt gesprochen?«, fragt mich Miri, als wir frisch geduscht und satt in unseren Pyjamas nebeneinander im Doppelbett liegen. »Vielleicht war es noch zu früh?«

»Mist, daran habe ich gar nicht gedacht«, erwidere ich und muss mich über mich selbst wundern. »Mir ging es so gut, dass ich dachte, jetzt kommst du auch ohne die Dinger klar.«

»Oft darf man solche Medikamente gar nicht so schnell absetzen, sondern muss sie langsam ausschleichen. Das ist dir schon klar, oder?«

»Verdammt«, sage ich und komme mir dumm und naiv vor. »Du hast total recht. Damals, nach meiner letzten Magisterprüfung, habe ich die Tabletten auch erst reduziert, bevor ich sie ganz abgesetzt habe. Wie konnte ich das nur vergessen?«

Ich nehme mein Handy vom Nachttisch, gebe den Namen meines Medikaments und den Begriff »absetzen« ein.

»Abruptes Absetzen vor allem höherer und längerfristig eingenommener Dosen ist nicht zu empfehlen, weil es zu Unruhe, Schweißausbrüchen, Übelkeit, Erbrechen und Schlafstörungen kommen kann«, lese ich. »Oh Mann. Jetzt weiß ich auch, woher meine Schlafprobleme kommen.«

»Und jetzt?« Miri sieht mich fragend an.

Ich schlage die Decke zurück und stehe auf. Im Bad liegt mein Kulturbeutel und darin befinden sich auch meine Tabletten. Ich habe sie mitgenommen, für den absoluten Notfall.

»Ich glaube«, sage ich, während ich ins Bad gehe, »ich nehme besser wieder eine halbe zum Schlafen und rufe am Montag meinen Arzt an.«

9. DEZEMBER

»Wie geht es Ihnen?«, Frau Althoff hebt fragend die Augenbrauen.

»Ganz in Ordnung«, erwidere ich. Heute ist unsere dritte Sitzung. Bisher habe ich Frau Althoff überwiegend aus meinem Leben erzählt. Seit wann ich Angst habe, wie es dazu kam. Über meine Kindheit, meine Eltern, meine Beziehungen. Meine Arbeit und meine Rolle als Mutter. Bisher fühlt es sich nicht an wie eine Therapie, sondern eher wie ein Gespräch mit meinen Freundinnen. Aber ich vermute, in den probatorischen Sitzungen ist das wohl so. Es geht ja ums Kennenlernen. Um eine Bestandsaufnahme. Die eigentliche Therapie beginnt erst danach.

»Gibt es Dinge, die Sie aktuell belasten?«, unterbricht Frau Althoff meine Gedanken.

»Mm«, ich denke kurz nach. »Eigentlich geht es mir ganz gut. Ich hatte schon länger keine Angstzustände mehr, obwohl ich seit vier Tagen keine Tablette mehr nehme.« Ich hatte mein Medikament nach der Wanderung auf Anraten meines Hausarztes erst noch zwei Wochen lang in meiner üblichen Dosis eingenommen und danach langsam reduziert. »Aber ich spüre, dass ich insgesamt wieder viel nervöser und dünnhäutiger bin.«

»Wie äußert sich das im Alltag?«, hakt Frau Althoff nach.

»Ich kann mich schlecht konzentrieren und mich strengt

alles sehr an. Mittags, nach dem Essen, fühle ich mich oft so, als habe jemand meinen Stecker rausgezogen.«

»Was tun Sie dann?«

»Ich lasse einfach alles stehen, hol mir eine Tasse Kaffee und setze mich aufs Sofa. So lange, bis ich wieder genügend Energie habe, um aufzustehen und weiterzumachen.«

Frau Althoff nickt. »Das klingt vernünftig. Es ist wichtig, dass Sie gut auf sich achten und nicht über die eigenen Grenzen gehen.«

»Und manchmal habe ich das Gefühl, dass die Last der ganzen Welt auf meinen Schultern liegt«, fahre ich fort.

»Wie meinen Sie das?« Frau Althoff runzelt fragend die Stirn.

»Ach, ich finde es so schwer, die Dinge richtig zu tun. Bei jedem Handgriff habe ich das Gefühl, etwas falsch zu machen. Zum Beispiel beim Einkaufen. Wenn ich eine Gurke kaufen möchte, gehe ich erst zu den Biogurken. Dann sehe ich, dass diese aus Spanien kommen. Ich weiß, dass dort zu viel fossiles Grundwasser für die Landwirtschaft genutzt wird, das möchte ich nicht unterstützen. Also gehe ich zu den normalen Gurken. Regionale gibt es im Moment nicht, nur welche aus den Niederlanden. Von denen weiß ich, dass sie oft stark mit Pestiziden behandelt werden. Auch das will ich nicht unterstützen. Gurken gehören aber zu den wenigen gesunden Sachen, die meine Kinder essen, und ich möchte gerne, dass sie täglich Vitamine zu sich nehmen. Und dann weiß ich nicht, was ich tun soll. Nehme ich jetzt die spanische Biogurke, die auch noch solch eine weite Anreise hatte oder die niederländische Gurke? Ist sie überhaupt noch gesund, wenn sie mit Pestiziden behandelt wurde? Ich beschließe, keine Gurke zu kaufen, aber bei den Paprika, den Möhren etc. stehe ich meist vor ähnlichen Problemen. Das Einkaufen fühlt sich häufig wie eine nicht zu bewältigende Aufgabe an, bei der ich mich nur zwischen falsch und falsch entscheiden kann. Die Supermärkte bei mir in der Nähe sind nicht ideal. Zu wenig Bio. Zu viel Verpackungsmaterial. Aber einen Unverpacktladen, wie bei meinen Freundinnen in den Großstädten, gibt es bei mir im Ort gar nicht. Und auch wenn ich direkt an der Theke kaufe, hilft das kaum, weil dort alles in beschichtetes Papier eingepackt wird. Und mitgebrachte Dosen nehmen sie dort seit Corona aus hygienischen Gründen nicht mehr an.

Im Alltag finden sich so viele Dinge, die ich besser machen könnte. Zum Beispiel nachhaltigere Kleidung für meine Kinder kaufen. Aber in der nächsten Stadt gibt es überwiegend große Ketten, die bei der Herstellung ihrer Textilien Menschen ausbeuten. Fair-Trade-Mode für Kinder kann ich nur im Internet bestellen, und die gefällt meinen Kindern meistens nicht. Außerdem ist es schlecht für die Ökobilanz, online einzukaufen. Ich gebe mir wirklich viel Mühe und wäge ständig alles ab, aber trotzdem gelingt es mir nicht, alles richtig zu machen. Weil es so anstrengend oder so teuer ist. Und am Ende bin ich eben doch oft zu bequem. Oder zu geizig. Weil ich das Geld, das fair gehandelte Produkte mehr kosten, lieber sparen würde, um mit meiner Familie eine Pizza essen zu gehen. Dann schäme ich mich und fühle mich schrecklich schuldig.«

»Oh, Sie machen sich aber viele Gedanken«, sagt Frau Althoff. »Das ist grundsätzlich auch nicht falsch. Jeder sollte sich Mühe geben und seinen Teil dazu beitragen, dass wir mit unserer Umwelt und unseren Ressourcen vernünftig umgehen. Aber«, Frau Althoff zieht die rechte Augenbraue hoch, »Sie tragen weder die Verantwortung dafür, noch sind Sie in irgendeiner Form schuld daran, dass die Welt so ist, wie sie ist. Sie haben nur einen kleinen Handlungsspielraum, und Sie alleine können die Welt auch nicht retten. Das müssen Sie sich immer wieder bewusst machen.«

»Aber wenn ich eine Biogurke aus Spanien kaufe, bin ich doch mit schuld daran, dass dort die Wasservorräte immer knapper werden. Wenn niemand mehr diese Gurken kaufen würde, gäbe es auch keinen Grund, sie anzubauen.«

»In der Theorie schon. Aber in der Praxis ist das natürlich vollkommen unrealistisch. Wenn Sie sich beim Einkaufen Mühe geben, nachhaltig zu leben, ist das sicherlich ein guter Ansatz. Aber machen Sie sich jedes Mal klar, dass Sie die Welt dadurch nicht in ihren Grundfesten verändern werden. Natürlich können Sie auf Gurken verzichten, wenn es keine regionalen Biogurken gibt. Oder Sie kaufen nur jedes zweite oder dritte Mal eine Gurke. Aber wenn Sie eine Gurke kaufen wollen, tun Sie das, ohne schlechtes Gewissen.«

Frau Althoff lehnt sich in ihrem Sessel zurück und lächelt mich aufmunternd an.

»Ich werde es versuchen«, sage ich und atme tief ein.

»Gibt es noch mehr, was Sie belastet?«

»Ich fühle mich oft insgesamt bedroht. Vor allem, wenn ich Nachrichten gesehen oder Zeitung gelesen habe. Danach kommt es mir so vor, als sei die Welt gerade kurz vorm Kollaps. Kriege, Umweltkatastrophen, Hungersnöte, korrupte Politiker. Ich frage mich, wo das alles hinführen soll, und es macht mir schreckliche Angst. Nach der Tagesschau fühle ich mich so bedroht, als würde ich selbst in einem Kriegsgebiet leben. Die Bilder von zerbombten Städten oder abgemagerten, halb verhungerten Menschen bekomme ich stundenlang nicht mehr aus dem Kopf. Mir tun diese Menschen unfassbar leid, und ich spüre wieder diese schreckliche Scham, weil es mir in jeder Hinsicht so viel besser geht als einem Großteil der Weltbevölkerung und ich nicht wirklich helfen kann, außer, indem ich immer mal wieder etwas spende. Ich glaube, wenn ich heute überlegen müsste, ob ich Kinder bekommen will, würde ich mich das gar nicht mehr trauen. Und ich mache mir große Sorgen, wie die Zukunft meiner Kinder werden wird. Ob sie von Kriegen, diktatorischen Regimen oder Hungersnöten bedroht sein werden.«

»Das kann ich alles gut nachvollziehen.« Frau Althoff beugt sich wieder etwas nach vorne und legt die Fingerspitzen beider Hände dabei aneinander.

»Mir geht es manchmal ähnlich und es fällt mir auch schwer, die Nachrichten im Fernsehen anzuschauen, weil ich ein sehr sensibler Mensch bin. Sie müssen sich aber Folgendes vergegenwärtigen: In der Tagesschau sehen wir das Leid der ganzen Welt. Alles Schlimme und Schreckliche, was an einem Tag passiert ist, verdichtet auf fünfzehn Minuten Sendezeit. Was wir dort aber nicht gezeigt bekommen: All das Gute, was jeden Tag passiert. Menschen, die sich gegenseitig helfen, Menschen, die andere retten, Menschen, die wichtige Forschungen vorantreiben und so weiter. Wenn man über all das Gute, was jeden Tag auf der Welt geschieht, berichten wollte, würden vierundzwanzig Stunden Sendezeit wahrscheinlich gar nicht ausreichen.«

»Ein schöner Gedanke«, ich lächle.

»Wie gefährlich ist Ihr Leben? Und wie oft fühlen Sie sich in Ihrem Alltag bedroht?«

Ich denke kurz nach. »Mein Leben ist total friedlich. Ich bin jetzt Ende dreißig und habe mich noch nie wirklich bedroht gefühlt, war noch nie ernsthaft in Gefahr. Die meisten Menschen, denen ich begegne, sind freundlich und hilfsbereit.«

»Und genau das ist die Realität. Ihre Realität. Es gib viele Realitäten, und Sie haben das große Glück, in dieser zu leben. Und solange das so ist, brauchen Sie sich auch nicht bedroht zu fühlen. Sie brauchen auch kein schlechtes Gewissen zu haben, weil es anderen Menschen schlechter geht als Ihnen. Sie sind nicht die Ursache für das Leid der anderen und tragen nicht die Verantwortung dafür.«

»Das leuchtet mir ein, aber das Gefühl ist trotzdem da, was kann ich denn dagegen tun?«

»Nun, es gibt ja kein Gesetz, das besagt, dass man die Tagesschau gucken muss. Niemand verlangt das von Ihnen, außer Sie selbst. Und wenn Sie merken, dass die Bilder Sie so stark belasten und es Ihnen nicht gelingt, die nötige Distanz dazu aufzubauen, sollten Sie das nicht mehr tun. Niemandem bringt es etwas, wenn Sie die Nachrichten sehen und es Ihnen danach schlecht geht.«

»Die gedruckten Nachrichten lösen bei mir ähnliche Gefühle aus. Wenn ich schon die Überschriften sehe und da wieder etwas Neues vom Krieg oder von Versuchen mit Atomsprengköpfen steht, bekomme ich Angst.«

»Mm.« Frau Althoff zieht die Augenbrauen zusammen und macht ein nachdenkliches Gesicht. »Auch Nachrichten muss natürlich niemand lesen, aber ich nehme an, dass Sie grundsätzlich gerne informiert sein wollen.«

»Ja, genau.«

»Wie wäre es, wenn Sie eine Zeit lang keine Nachrichten mehr lesen, um ein bisschen Abstand zu gewinnen. Ihr Mann kann Ihnen ja alles, was wirklich wichtig für Sie und Ihren Alltag ist, berichten. Und wenn Sie sich weniger dünnhäutig fühlen, können Sie wieder mit dem Lesen anfangen.«

»Okay«, ich nicke.

Wir reden noch ein paar Minuten, bis die Sitzung zu Ende ist.

»Ich denke, Sie haben sehr feine Antennen und sind sehr sensibel«, sagt Frau Althoff, während sie aufsteht. »Das kann eine Superkraft sein, zum Beispiel im zwischenmenschlichen Bereich, es kann aber auch belastend sein. Wichtig ist, dass Sie lernen, Ihre Grenzen zu erkennen und gut auf sich zu achten.«

Wir schütteln uns die Hand zum Abschied. Auf dem Weg zum Auto fühle ich mich leichter, freier ums Herz. Die Stunde hat mir gutgetan.

14. DEZEMBER

Ich steige die Treppen rauf. Mein Atem geht schneller, ich bin ein wenig außer Puste. Bei jedem Schritt gibt der Linoleumboden unter meinen Füßen ein leises Quietschen von sich. Es riecht nach Putzmittel mit Citrusduft. Fünfter Stock. Ich bleibe kurz stehen, atme zwei-, dreimal richtig durch, anschließend drücke ich die Milchglastür auf und betrete die Praxis meiner Augenärztin.

»Guten Morgen«, begrüßt mich eine junge Frau mit hohem Pferdeschwanz, die hinter dem Empfangstresen steht. »Haben Sie einen Termin?«

»Ja, um 8:15 Uhr.« Ich nenne meinen Namen und zücke meine Versicherungskarte.

Die junge Frau schaut in den Computer. »Ah, Kontrolle mit Augenhintergrund. Setzen Sie sich noch einen Moment ins Wartezimmer. Sie werden gleich aufgerufen.« Sie deutet nach rechts.

»Danke«, sage ich und betrete den Raum, auf den sie gezeigt hat. Lauter freie rote Stühle. Nur ein Mann mittleren Alters sitzt schon dort und tippt auf seinem Handy rum.

»Guten Morgen«, grüße ich, während ich meinen Wintermantel aufhänge.

Der Mann hebt kurz den Blick, murmelt etwas, das wie »morn« klingt, und schaut wieder auf das Display.

Ich setze mich in die andere Ecke. Mir ist flau im Magen,

nicht nur, weil ich noch nichts gefrühstückt habe. Mein Kaffee war alles, was ich heute Morgen runterbekommen habe. Eigentlich ist das nur ein Kontrolltermin. Ich bin kurzsichtig und will meine Sehschärfe überprüfen lassen, bin mir aber sicher, dass alles noch in Ordnung ist. Was mich nervös macht, ist die Untersuchung des Augenhintergrundes. Auch die ist total harmlos. Ich habe sie bestimmt schon fünf Mal im Leben durchführen lassen. Doch heute habe ich Angst davor. Denn dafür bekomme ich gleich Tropfen, die Atropin enthalten und meine Pupille weiten, damit die Ärztin mit einer Lupe in das Auge hineinschauen kann. Vor vielen Jahren, mit Anfang zwanzig, hatte meine Schwester ebenfalls diese Untersuchung machen lassen. Sie reagierte auf die Tropfen mit einem schlimmen Kreislaufzusammenbruch und schrecklichem Herzrasen. Ein paar Jahre später versuchte sie es erneut, mit anderen Tropfen. Das Ergebnis war das gleiche. Seitdem hat sie die Untersuchung aus Angst gemieden.

Ich weiß, dass es Quatsch ist, aber auch ich habe jetzt Angst vor der Untersuchung. Schließlich können Unverträglichkeiten jederzeit auftreten. Und wenn meine Schwester das Atropin nicht verträgt, liegt ja vielleicht eine genetische Disposition vor. Es ist wie im Sommer mit den Erdnüssen. Ich weiß, dass meine Gedanken zu 99 Prozent ein Hirngespinst sind, aber dieses Wissen hilft mir nicht, die Angst in den Griff zu bekommen.

Ich ziehe mein Handy aus der Gesäßtasche und versuche, mich mit Instagram abzulenken. Judith hat ein Bild vom Weihnachtsmarkt gepostet, auf dem sie eine Nikolausmütze trägt und mit Glühwein in die Kamera prostet. Ich like es, ebenso wie Miris Backblech voller Ausstechplätzchen und diverse andere Fotos von Menschen, denen ich folge. Dann höre ich, wie die Sprechstundenhilfe meinen Namen aufruft.

»So, Sie werden jetzt getropft«, sagt sie, als ich wieder am Empfangstresen stehe. »Setzen Sie sich bitte da vorne hin.« Sie zeigt auf drei Stühle zu unserer Linken.

Ich gehe rüber und setze mich. Die Helferin folgt mir mit einem durchsichtigen Plastikfläschchen in der Hand. »Bitte nach oben gucken.«

Ich schaue zur Decke und spüre, wie mein Herz zu wummern beginnt. Seit ich keine Tabletten mehr nehme, habe ich zum ersten Mal wieder richtig Angst. Das Fläschchen nähert sich meinem Auge. Ich fühle, wie ein Tropfen reinfällt. Reflexartig kneife ich das Auge zu. Ich spüre, wie die Helferin einen herabrinnenden Tropfen unterhalb meines Auges mit einem Papiertuch abtupft. Die Flüssigkeit in meinem Auge brennt.

»So, jetzt noch das andere Auge«, sagt sie, und ich öffne wieder beide Augen und blicke zur Decke. Das Fläschchen nähert sich. Der Tropfen fällt. Ich kneife zu. Mein Mund ist trocken, der Speichel nur noch eine klebrige Masse.

»Jetzt müssen wir etwa zwanzig Minuten warten und dann tropfen wir noch mal.« Die Helferin reicht mir das kleine Papier, damit ich die überschüssige Flüssigkeit unter meinem Auge selbst wegwischen kann.

Jetzt ist das Atropin in deiner Blutbahn. Jetzt kann es jederzeit losgehen, sagt die Stimme in meinem Kopf. Ich versuche, ruhig tief ein- und auszuatmen. Ich muss die Kontrolle behalten. Über mich, meinen Körper. Muss die Angst in Schach halten. *Du hast die Tropfen bisher immer gut vertragen. Es wird nichts Schlimmes passieren*, beruhige ich mich selbst. Mein Darm meldet sich. Ich schaue mich um, sehe das Toilettenzeichen an einer Tür. Ich stehe auf und gehe schnell hinein. Als ich auf die Spülung drücke, bin ich im wahrsten Sinne des Wortes erleichtert. Mir geht es minimal besser. Doch Angst habe ich immer noch. Davor, dass die Tropfen gleich mein Herz immer schneller schlagen lassen. Dass mir schlecht und schwindelig wird. Dass ich die Orientierung und die Kontrolle über mich und meinen Körper verliere. Hilflos ausgeliefert bin. Davor, dass mein Leben bedroht ist. Dass ich sterben könnte. Ich spüre mein Herz heftig in meiner Brust schlagen, spüre Schwindel in meinem Kopf. Sind das jetzt die Tropfen, oder ist es die Angst?

Ich wasche mir die Hände, bücke mich unter den Wasserhahn und trinke ein paar Schlucke. Dann schaue ich in den Spiegel. Meine Pupillen sind schon ziemlich groß. Ich versuche, ruhig zu atmen. Nachdem ich die Toilette verlassen habe, setze ich mich wieder auf den Stuhl im Empfangsbereich. Ich krame das Handy aus meiner Handtasche, um mich ein bisschen abzulenken. Doch der Bildschirm ist verschwommen. Ich kann nur noch die sehr große Uhranzeige erkennen. Seit die Helferin die Tropfen in meine Augen geträufelt hat, sind elf Minuten vergangen. Würde ich die Tropfen nicht vertragen, hätte mein Körper sicherlich schon reagiert. Ich spüre Erleichterung, werde ruhiger. Aber gleich noch mal die nächsten Tropfen. Was, wenn die Menge bisher nur zu gering war? Was, wenn der Kreislaufzusammenbruch erst nach den zweiten Tropfen kommt? Wieder kriecht die Angst in mir hoch. Ich will das nicht. Nicht noch mal Tropfen bekommen. Nicht noch mal das Risiko eingehen. Nicht noch mal gegen die Angst ankämpfen. Ich fühle mich nicht mehr stark genug. Stehe auf und gehe zum Empfang.

»Ja, bitte«, die junge Frau, die gerade am Computer gearbeitet hat, wendet ihren Blick vom Bildschirm ab und sieht mich an. Ihr langer blonder Pferdeschwanz schwingt bei der Bewegung hin und her.

»Ich wollte fragen, ob wir vielleicht auf die zweiten Tropfen verzichten können. Meine Schwester hat eine Atropinunverträglichkeit und ich habe Angst davor, dass ich die Tropfen vielleicht auch nicht vertrage.«

Sie hebt die Augenbraue und sieht überrascht aus. Dann steht sie auf und sieht mir in die Augen. »Mm, Ihre Pupillen sind schon ziemlich weit. Ich frage mal die Frau Doktor.« Sie verschwindet in einem Zimmer am Ende des Flurs. Kurz darauf kommt sie wieder heraus. »Sie schaut gleich mal drauf«, lautet ihre Antwort.

Wenige Minuten später werde ich in das Zimmer der Ärztin gerufen.

Sie bittet mich, auf einem breiten Behandlungsstuhl mit hoher Rückenlehne Platz zu nehmen. Sie greift nach einer Lupe, die auf einem langen Tisch neben ihr liegt und rollt mit ihrem Stuhl nah an mich ran. Sie hält die Lupe vor ihr rechtes Auge, knipst die integrierte Taschenlampe an und beugt sich so weit zu mir vor, dass wir uns ganz nahe kommen. Dann betrachtet sie mein linkes Auge.

»Ihre Pupillen sind groß genug. Ich kann alles gut sehen«, sagt sie, und ich könnte vor Erleichterung auf der Stelle losheulen.

16. DEZEMBER

»Und jetzt müssen wir noch über ein paar Formalitäten reden«, sagt Frau Althoff. Heute ist meine vierte Therapiestunde. Die Zeit ist fast um. Wir haben überwiegend über mein Erlebnis bei der Augenärztin gesprochen und darüber, dass die Angst wieder mehr und mehr in mein Leben sickert. Nicht so schlimm wie im Sommer, es gibt auch Stunden und sogar Tage, wo ich sie gar nicht spüre, aber insgesamt hat sie sich wieder mehr Raum verschafft. Zum Beispiel war ich zwei Tage lang nervös, weil ich mit meiner Tochter Kleidung kaufen wollte und wusste, dass ich dafür ein großes Einkaufszentrum betreten muss. Auf der Fahrt in die Stadt war ich extrem aufgeregt, und die ersten Minuten im Einkaufszentrum hatte ich Herzrasen und mir war schwindelig. Ich behielt die Notausgänge im Blick, um schnell das Gebäude verlassen zu können und an die frische Luft zu kommen. Geholfen hat mir in dieser Situation, dass ich mir vor meiner Tochter nichts anmerken lassen wollte. Meine Kinder wissen nach wie vor nichts von meiner Angststörung. Ich will nicht, dass sie sich Sorgen machen und selbst Angst bekommen. Auch Clemens habe ich bisher nichts erzählt. Nach ein paar Minuten ging es mir allmählich besser. Dennoch war ich erleichtert, als der Einkaufsbummel endlich beendet war.

Ich kann mittlerweile ziemlich gut identifizieren, was mir Angst macht:

Geschlossene Räume ohne frischen Sauerstoff. Ich habe das

Gefühl, dort nicht ausreichend Luft zu bekommen, habe Angst, dort zu ersticken.

Orte, von denen ich nicht schnell wegkomme, wenn ich es möchte, wie lange Tunnel; Situationen, aus denen ich nicht einfach rauskomme, wie Staus.

Dinge, auf die ich selbst keinen Einfluss habe und die mit meinem Körper passieren, zum Beispiel, wenn ich Medikamente nehme.

Hinter all diesen Ängsten steht die Hauptangst, durch Ersticken oder auf eine andere qualvolle Art und Weise sterben zu müssen.

Und ich habe Angst vor der Angst. Davor, dass sie kommt, wenn ich mich in eine der als »gefährlich« eingestuften Situationen begebe, von denen mein gesunder Menschenverstand eigentlich weiß, dass sie gar nicht gefährlich sind. Ich habe dann Angst vor mir selbst. Dass ich mich im Kaufhaus oder Zug in eine Panikattacke reinsteigere, weil ich meine Angst nicht kontrollieren kann. Wenn ich ans Zugfahren denke, zucken sofort Horrorbilder wie Blitze durch mein Gehirn. Ich sehe mich: Mein Brustkorb ist komplett zu, ich ringe nach Luft, aber es kommt nichts an. Ich sinke zu Boden und alle Blicke richten sich auf mich. Jemand ruft schrill: »Gibt es hier einen Arzt? Ist ein Arzt an Bord?« Und dann kommt irgendwann ein großer, kräftiger Mann, der sich eilig über mich kniet, mit festen, harten Stößen meinen Brustkorb runterdrückt und Luft in meinen Mund pustet. Oder ich sehe mich, wie ich entsetzt schreie: »Hilfe, ich ersticke«, zur Notbremse renne und daran ziehe. Der Zug kommt mit einem gewaltigen Ruck zum Stehen. Die Menschen fliegen in ihren Sitzen nach vorne, Gepäckstücke fallen aus der Ablage. Und alle Augen richten sich auf mich. Ich renne zur Tür, rüttle daran, und wenn sie sich endlich öffnet, stürze ich nach draußen und ringe nach Luft. Der Schaffner und die herbeigerufenen Polizisten kommen und befragen mich mit ernster Miene. Diese Fantasien sind beängstigend und beschämend zugleich. Sobald sie durch meinen Kopf jagen, setzt auch die körperliche Stressreaktion ein. Mir wird flau, meine Hände sind kalt, das Herz stolpert, unter den Achseln bildet sich kalter, stechend riechender Schweiß.

Das alles ist so irrational, und es wundert mich nicht, dass mich kaum jemand verstehen kann. Vermutlich kann man das alles nur nachvollziehen, wenn man selbst mit Ängsten zu tun und Ähnliches schon erlebt hat. In Momenten, in denen es mir gut geht, kann ich es selbst nicht richtig begreifen. Vielleicht ist das auch der Grund, warum ich meinen Zustand immer noch vor Clemens verheimliche. Seit Monaten finde ich fadenscheinige Ausreden, um mein Schweigen vor mir selbst zu rechtfertigen. Sage mir, dass es mir doch wieder besser geht und ich ihn nicht unnötig mit dem Thema belasten sollte. Oder dass ich es ihm lieber persönlich und nicht am Telefon erzählen möchte. Und dann, am Wochenende, wenn wir uns sehen, finde ich neue Gründe, warum es sinnvoll wäre, das Gespräch aufs nächste Wochenende zu verschieben. Ich weiß nicht, warum, aber irgendetwas in mir sperrt sich dagegen, offen mit ihm zu sprechen. Vielleicht kann mir die Therapie dabei helfen?

Oder – und das ist meine noch viel größere Hoffnung – kann die Therapie dafür sorgen, dass das bald alles Geschichte ist? Dass ich Clemens gar nichts mehr erzählen muss, weil es mir wieder gut geht. Weil ich wieder voller Freude und entspannt mit meiner Tochter einen Einkaufsbummel machen oder Zug fahren kann. Und mich Atropintropfen nicht mehr so in Panik versetzen, als wolle mich jemand vergiften.

Ich will mein altes Leben zurück. Ein Leben, in dem ich auch ohne Medikamente keine Angst mehr habe! Deshalb sitze ich heute hier. Auch wenn sich die Therapie bisher immer noch nicht wirklich wie eine solche anfühlt. Obwohl ich gar nicht wirklich weiß, wie eine Therapie funktioniert. Aber ich habe mir das alles viel praktischer vorgestellt. Mit viel mehr Hilfestellung für konkrete Situationen und weniger allgemeinen Gesprächen. Aber das kommt vermutlich noch. Hoffentlich. Doch auch die Gespräche tun mir gut. Das Gefühl, mit der Situation nicht alleine zu sein. Alles teilen zu können, ohne Scham. Und mit jemandem zu reden, der sich mit dem Thema Angst auskennt und versteht, wovon ich spreche.

»Wir nähern uns dem Ende der probatorischen Sitzungen«, unterbricht Frau Althoff meine Gedanken. »Heute ist der vorletzte Termin. Deshalb müssen wir über das weitere Vorgehen reden.« Frau Althoff hebt die Lippen zu einem Lächeln, doch es wirkt unsicher, nicht wirklich echt.

»Ja, gerne«, sage ich. »Ich bin so froh, dass ich den Platz bei Ihnen bekommen habe. Ich möchte unbedingt weitermachen.«

Ich sehe, dass Frau Althoffs Gesichtszüge für den Bruchteil einer Sekunde entgleisen, dann gewinnt sie die Kontrolle wieder zurück und setzt ein gezwungenes Lächeln auf.

»Nun ja«, sie räuspert sich. »Ich denke, dass bei Ihnen eine Kurzzeittherapie von zwölf Stunden angemessen wäre. Diese kann man, bei Bedarf, auf bis zu vierundzwanzig Stunden verlängern. Es gibt auch Langzeittherapien von fünfundfünfzig

Stunden, aber das sehe ich bei Ihnen nicht. Damit wir die Therapie beantragen können, müssten Sie bei Ihrem Hausarzt den sogenannten Konsiliarbericht abgeben. Der füllt ihn aus und schickt ihn wieder an mich. Und ich muss ein Gutachten schreiben, damit Ihre Krankenkasse die Kosten übernimmt.« Frau Althoff rutscht nervös auf ihrem Sessel hin und her. »Und hier liegt das Problem.«

Ich schaue sie fragend an.

»Also, ich habe demnächst eine sehr aufwendige Zahn-OP und könnte dann auch ein paar Wochen keine Therapie anbieten, und ich bin im Moment durch meine vielen Patienten sehr ausgelastet. Diese Gutachten für die gesetzliche Krankenkasse sind extrem aufwendig. Das lohnt sich für mich für zwölf Stunden nicht.« Ihre Augenlieder flattern ein wenig.

Irgendwie bin ich gerade überfordert. Will mir Frau Althoff etwa sagen, dass die Therapie nicht mehr weitergeht beziehungsweise nie wirklich beginnen wird? Ich weiß nicht, was ich erwidern soll, und bringe daher nur ein Vorsichtiges »Aha« raus.

»Allerdings«, sie rückt wieder auf ihrem Sessel rum, »könnten Sie Ihre Krankenkasse fragen, ob sie auch mit einem Kurzantrag von mir einverstanden ist. Solche haben früher ausgereicht, um eine Kurzzeittherapie für einen Kassenpatienten zu genehmigen. Das wäre kein Problem für mich.«

»Okay«, ich atme erleichtert auf. »Klar mach ich das.«

»Gut«, Frau Althoff steht auf. Sie geht zur Fensterbank hinter meinem Sessel und greift nach einem Dokument. »Das ist der Konsiliarbericht für Ihren Hausarzt«, sagt sie und reicht ihn mir. »Melden Sie sich einfach, wenn Sie mit Ihrer Krankenkasse gesprochen haben.«

20. DEZEMBER

Ich stehe in meiner Küche und schneide eine rote Paprika auf einem Holzbrett in kleine Stücke. Mein Handy klingelt. Ich greife nach dem grauen Küchentuch, das an der Spüle hängt, wische meine Hände ab und gehe zur Ladestation. »Althoff« steht auf dem Display. Ich wische den grünen Hörer zur Seite und halte das Handy ans Ohr. »Guten Tag, Frau Althoff.«

»Guten Tag«, höre ich ihre ruhige Stimme. »Sie haben mir aufs Band gesprochen und um einen Rückruf gebeten.«

»Ja«, erwidere ich, lehne mich gegen die Arbeitsfläche und atme tief ein. Ich spüre, wie mein Herz aufgeregt gegen den Brustkorb schlägt. »Ich habe mit einer Mitarbeiterin meiner Krankenkasse gesprochen und nachgefragt, ob sie auch mit einem Kurzantrag einverstanden wären. Leider sind sie das nicht. Sie brauchen ein vollständiges Gutachten, sonst können sie die Therapie nicht genehmigen.«

»Ah«, sagt Frau Althoff. Dann ist es still.

Wumm. Wumm. Wumm. Mein Herz trommelt.

Ich habe gestern zwanzig Minuten lang mit einer Mitarbeiterin meiner Krankenkasse telefoniert. Nachdem sie mir gesagt hatte, dass ein Kurzantrag nicht möglich sei, habe ich alles versucht. Habe ihr meine letzten Monate geschildert, von meiner aktuellen Situation berichtet, habe ihr gesagt, dass ich keine Kassentherapeutin finden konnte. Sie war freundlich und zeigte Verständnis für meine Situation, doch es hat nichts genützt.

Es gebe Vorschriften, an die sie sich leider halten müsse, sagte sie. »Bitte, können Sie nicht eine Ausnahme machen?«, habe ich schließlich gefleht. »Das ist meine einzige Chance auf einen Therapieplatz.« Doch vergebens.

»Könnten Sie nicht doch das Gutachten schreiben?«, frage ich Frau Althoff und merke, dass meine Stimme zittrig ist. »Sie müssen sich auch nicht beeilen, ich kann warten.« Wumm. Wumm. Wumm. Mein Herz trommelt noch heftiger.

»Es tut mir wirklich leid«, auch Frau Althoffs Stimmte klingt weniger gefestigt als am Anfang unseres Gesprächs. Ich kann spüren, dass ihr die Situation unangenehm ist. »Aber diese Gutachten sind wirklich sehr aufwendig. Früher war das mal anders.«

Wumm. Wumm. Wumm.

»Bitte, es wäre wirklich extrem wichtig für mich. Sie wissen ja, wie schwer es ist, einen Therapieplatz zu finden«, versuche ich sie umzustimmen.

Stille.

»Tut mir leid.« Ihre Stimme klingt jetzt wieder fester, bestimmter. Mir ist klar, dass ihre Entscheidung gefallen ist, dass alles Bitten und Betteln nicht helfen wird. »Aber ich kann gerne mal nach Kollegen schauen, die ich Ihnen empfehlen kann, wenn Sie das möchten.«

Das Trommeln lässt nach. »Ja, gerne.«

»Sollen wir noch einen Termin vereinbaren, oder soll ich Ihnen die Namen der Kollegen per Mail schicken?«

Was soll ein letzter Termin jetzt noch bringen? »Per Mail«, sage ich deshalb.

»Noch alles Gute für Sie«, verabschiedet sich Frau Althoff.

»Danke, Ihnen auch«, erwidere ich und lege auf.

Ich habe das Gefühl, kaum noch stehen zu können. Alle Energie, die eben noch in meinem Körper war, ist weg. Ich gehe ins Wohnzimmer und lasse mich aufs Sofa plumpsen. Mein Kopf ist leer. Und auch in meinem Inneren ist nichts. Keine Gefühle. Nichts. So, als hätte jemand eine Spritze genommen und alles betäubt.

Ich starre auf den Weihnachtsbaum, der seit letztem Wochenende im Wohnzimmer steht. Es ist eine von den Tannen, an denen ich im Sommer vorbeigelaufen bin, als ich nach meiner Panikattacke im Zug einen Spaziergang gemacht habe. Damals hielt ich es noch für ein einmaliges Erlebnis und dachte, am nächsten Tag wäre alles wieder normal. Das ist jetzt vier Monate her.

Vier Monate, in denen dank der Tabletten vieles besser geworden ist. Dennoch bin ich von meinem alten Leben weit entfernt. Die Angst ist immer noch Dauergast in meinem Alltag. Anfang September habe ich mit der Therapeutinnensuche begonnen. Und in vier Tagen ist Weihnachten.

Jetzt geht alles wieder von vorne los, denke ich. Mails schreiben. Absagen kassieren. Neue Mails schreiben. Wieder und wieder. Ich weiß jetzt schon, dass ich in den nächsten Tagen nicht die Kraft dazu haben werde. Eigentlich müsste ich nun aufstehen und kochen, weil die Kinder gleich nach Hause kommen, aber auch dazu fehlt mir die Energie.

Langsam regt sich doch ein Gefühl in mir. Ich spüre es im Bauch. So, als habe sich dort eine Faust zusammengeballt. Wut. Wut auf Frau Althoff, die mich einfach im Stich gelassen hat. Warum hat sie mir nicht gleich bei unserem ersten Telefonat gesagt, dass sie mich nur nehmen kann, wenn die Krankenkasse mit einem Kurzantrag einverstanden ist? Dann hätte ich das direkt abklären können. Ich war mir so sicher, einen Therapieplatz gefunden zu haben. Habe ihr alles aus meinem Leben erzählt. Und wofür?

Ich sehe auf die Uhr. In zehn Minuten kommen die Kinder. Ich muss kochen.

Als es zehn Minuten später an der Haustür klingelt, sitze ich immer noch auf dem Sofa und starre auf den Weihnachtsbaum.

21. JANUAR

»Möchtest du noch einen Kaffee?«, frage ich Britta, die mir gegenüber am Esstisch sitzt. Brittas und meine Tochter gehen seit der Grundschule in dieselbe Klasse und ab und zu treffen wir uns auf ein Tässchen Kaffee, so wie heute. Wir sind nicht eng befreundet, aber wir mögen uns und sprechen meist offen über unsere Probleme, weil wir wissen, dass wir uns gegenseitig vertrauen können.

»Nein danke«, antwortet sie. »Aber ich nehme gerne noch einen Muffin. Du musst mir unbedingt mal das Rezept geben, bei mir werden die nie so saftig.« Sie nimmt sich einen Schokomuffin, macht das Papier ab und beißt hinein. »Und dann hat Franks Anwältin noch geschrieben …«, setzt sie unser Gespräch von eben fort. Britta ist vor knapp einem Jahr von ihrem Mann

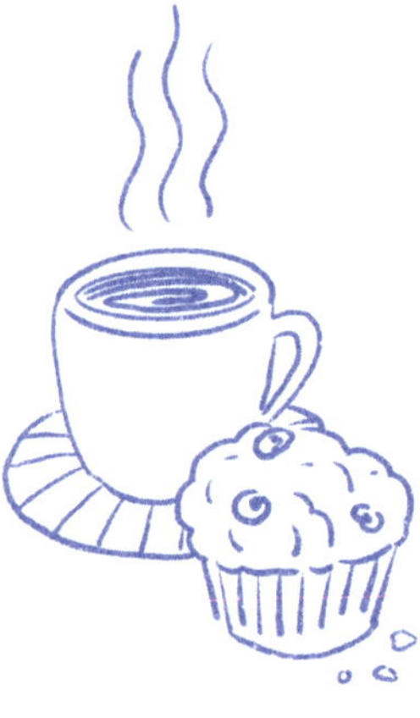

verlassen worden. Für sie vollkommen überraschend, von heute auf morgen. Seitdem tobt ein unschöner Rosenkrieg, der Britta sehr zu schaffen macht.

»Und wie läuft's bei dir so?«, fragt sie ein paar Minuten später, nachdem sie mich auf den aktuellen Stand ihres Scheidungsdramas upgedatet hat.

»Um ehrlich zu sein, meine letzten Monate waren auch nicht toll«, beginne ich und erzähle ihr meine Geschichte. »Die Tabletten haben mir in der akuten Phase wirklich gut geholfen. Aber ich möchte jetzt ohne Medikamente klarkommen, und es gibt immer noch viele Situationen, die mir schwerfallen. Deshalb suche ich nach einem Therapieplatz«, beende ich meinen Bericht. Vor einer Woche habe ich die Suche wieder aufgenommen. Bisher ohne Erfolg.

»Vielleicht hat meine Therapeutin noch einen Platz frei«, sagt Britta, bevor sie sich das letzte Stück Muffin in den Mund steckt.

Ich wusste gar nicht, dass Britta eine Therapie macht. »Wie heißt sie denn?«, erkundige ich mich.

»Frau Mertens.«

Mertens, Mertens, krame ich in meinem Kopf. *Habe ich schon eine Frau Mertens angeschrieben?* Der Name sagt mir nichts.

»Ich glaube, die kenne ich gar nicht. Warte, ich google sie mal kurz.« Ich stehe auf und hole mein Handy. Tatsächlich. Ich finde eine Diplom-Psychologin namens Eva Mertens im Branchenbuch. Sie hat keine eigene Homepage und auch keine E-Mail-Adresse. Wahrscheinlich habe ich sie deshalb übersehen.

Verrückt, denke ich. Ich war mir eigentlich sicher, alle Therapeutinnen im Umkreis per Mail kontaktiert zu haben. »Bist du denn zufrieden?«

»Ja, mir tut es jedes Mal richtig gut, wenn ich meinen ganzen Mist mit Frank bei ihr abladen kann.« Britta lächelt.

Ich kopiere Frau Mertens' Nummer, füge sie in mein Adressbuch ein und drücke auf »speichern«. Wenn sie noch einen Platz frei hätte, wäre das wie ein Sechser im Lotto. *Aber wer weiß, vielleicht ist es ja kein Zufall, dass ich mich gerade heute mal wieder mit Britta getroffen habe*, denke ich und erlaube mir ein kleines bisschen Hoffnung.

15. FEBRUAR

Ich falte das letzte T-Shirt und lege es in den Wäschekorb. Dabei gähne ich laut. Ich bin unendlich müde und weiß gar nicht, wie ich gleich noch die Kellertreppe hochkommen soll. Seit Wochen hat sich die Bügelwäsche angehäuft, heute Abend habe ich sie mir endlich vorgenommen. Mit Kopfhörern und einem neuen Hörbuch auf den Ohren. Ich schaue auf meine Armbanduhr. Schon 22:47 Uhr. *Mist, bis ich im Bett liege, ist es bestimmt wieder halb zwölf.* Das sind nur sechseinhalb Stunden Schlaf, bis der Wecker klingelt. Dabei gehöre ich zu den Menschen, die viel Schlaf brauchen. Ich klemme mir den Wäschekorb unter den Arm und kämpfe mich die Treppen hoch. Auch meine Beine sind müde. Jeder Schritt fällt mir schwer. Und von Stufe zu Stufe spüre ich, wie Wut in mir anschwillt. Wut auf diese elende Wochenendbeziehung und auf Clemens. »Ich treffe mich gleich noch mit ein paar Kollegen auf ein Bier«, hatte er mir vorhin munter am Telefon erzählt, als ich ihn fragte, was er heute Abend noch vorhabe, und ich musste all meine Beherrschung aufbringen, um nicht wütend in den Hörer zu brüllen: »Schön für dich, genieße den Abend! Ich habe gleich auch noch ein tolles Date mit zwei müden Kindern, dem dreckigen Geschirr und der Bügelwäsche!«

Schon seit einer ganzen Weile wachsen sie in mir, die Missgunst und die Wut, und es fällt mir immer schwerer, sie zu unterdrücken. *Du bist unfair*, muss ich mich dann immer wieder zur Räson rufen. *Schließlich ist es nicht seine Schuld, dass seit etwa drei Jahren der Großteil der Arbeit an dir hängenbleibt. So ist das nun mal in einer Wochenendbeziehung. Und die Entscheidung dafür hast du mitgetragen.*

Als Clemens mir von dem Jobangebot in der anderen Stadt erzählte, hatte ich sofort Beklommenheit verspürt. Die Vorstellung, von Montag bis Freitag mit den Kindern alleine zu sein, hatte mir Sorge bereitet. Aber ich war zu feige gewesen, meine Bedenken ehrlich zu äußern. Ich wusste, wie hart Clemens auf diese Stelle hingearbeitet hatte und welche Bedeutung sie für seine Karriere besaß. Wie konnte ich ihm da im Wege stehen? *Es gib so viele alleinerziehende Mütter, da wirst du es doch wohl fünf Tage lang ohne Mann schaffen und außerdem ist es auch ganz schön, mal wieder ein bisschen mehr Zeit für dich zu haben*, hatte ich all meine Bedenken vom Tisch gewischt. Doch leider ist aus der Zeit für mich nichts geworden. Die Abende sind entweder voll mit Arbeit oder ich bin so erschöpft, dass ich mich kurz nach den Kindern hinlege. Wenn ich dann auf die leere Seite im Bett neben mir schaue, spüre ich einen Stich. *Wo ist der Mensch, mit dem du dein Leben teilen wolltest?*, frage ich mich dann frustriert, mit einem schmerzvollen Gefühl von Einsamkeit in der Brust.

Schnaubend erreiche ich den zweiten Stock, schleiche durch den Flur, drücke vorsichtig die Klinke runter und betrete das Zimmer meines Sohnes. Er liegt zusammengerollt unter seiner Decke und gibt leise Schnarchlaute von sich. Sein Nachtlicht, der Elefant aus der Sendung mit der Maus, taucht den Raum in mattes Blau.

Während ich die Tür seines Kleiderschranks öffne, unterdrücke ich ein lautes Gähnen. Und meine Wut.

Schluss mit dem Jammern, meldet sich meine innere Kritikerin zu Wort. *Du hast ein tolles Leben, um das dich viele Menschen beneiden. Und am Wochenende packt Clemens immer mit an. Kein Grund also, sich zu beschweren.*

3. MÄRZ

Ich fahre in eine langgezogene, scharfe Kurve. Mein Auto neigt sich ein wenig nach rechts und ich habe das Gefühl, dass auch mein Magen die Bewegung mitmacht, so, als säße ich in einer Achterbahn. Mir ist schlecht, schon seit ich von zu Hause losgefahren bin, und die Kurve verstärkt die Übelkeit.

Ich setze den Blinker und biege links ab. »Sie haben Ihr Ziel erreicht«, meldet mein Navi. Ich befinde mich in einer kleinen, schmalen Straße, rechts parken Autos. Auf dem Einfamilienhaus links steht Nummer 36. Ich bin fast da, muss zu Nummer 40, und parke in eine große Lücke ein. Dann mache ich den Motor aus und schaue auf meine Armbanduhr. Zehn Minuten zu früh. Ich schließe die Augen und atme tief ein.

Ich spüre, dass meine Schultern hart sind und sich meine Backenzähne fest aufeinanderpressen. Ich versuche, die Verspannung zu lösen, hebe die Schultern hoch, lasse sie wieder fallen und mache den Mund ein paar Mal auf und zu.

Gleich lerne ich Frau Mertens kennen. Anders als bei meinem ersten Termin bei Frau Althoff, habe ich Angst und weiß selbst nicht so genau, warum. Da ist ein diffuses Gefühl von Bedrohung, so, als wolle mich mein Inneres warnen. *Achtung. Geh lieber nicht dorthin. Gefahr*, murmeln seit ein paar Tagen Stimmen in meinem Kopf, die immer lauter werden. Dabei war ich zutiefst erleichtert, als ich Anfang Februar erfuhr, dass Frau Mertens ab März einen Platz für mich frei hat.

Die letzten Wochen waren nicht leicht, denn die Angst ist wieder zurück. Zwar nicht so präsent wie im letzten Sommer, doch Schritt für Schritt verschafft sie sich wieder mehr Raum. Es kostet mich jedes Mal große Überwindung, einen Supermarkt oder ein Kaufhaus zu betreten. Im Büro war mir mehrmals schwindelig und ich musste die Toilette aufsuchen, um mich zu sammeln. Einmal rauschte es auch während einer Konferenz in meinen Ohren, und ich gab vor, Kreislaufprobleme zu haben, um kurz nach draußen gehen zu können. Zugfahrten habe ich komplett vermieden. Allein die Vorstellung, in einem Waggon eingesperrt zu sein, lässt mein Herz sofort rasen. Und auch Karneval konnte ich, anders als sonst, nicht unbeschwert feiern. Normalerweise mag ich das bunte Treiben bei den Umzügen und die ausgelassene Stimmung in den überfüllten Kneipen, liebe es, zu schunkeln und alle Gassenhauer lauthals mitzusingen. Doch diesmal war mir schon allein der Gedanke an die vielen Menschen auf den Straßen und die stickige Luft und das Gedränge in den Kneipen unerträglich. Mir war speiübel, als ich mit meiner Familie das Haus verlassen und zum Umzug gehen wollte. »Mir geht's nicht gut, ich glaub, ich habe mir einen Infekt eingefangen«, log ich und schickte Clemens und die Kinder alleine los.

Ich öffne die Augen, sehe wieder auf die Uhr. In drei Minuten beginnt mein Termin. Ich prüfe im Rückspiegel, dass kein Auto kommt, öffne die Tür, steige aus und überquere die kleine Straße. Nummer 40 ist ein Mehrfamilienhaus aus den Achtzigern mit dunkelbraunen Holzfenstern, grauer Fassade und Waschbetonplatten auf dem Gehweg. Schlicht, schnörkellos, zweckmäßig. Zum Haus gehören zehn Parteien, wie ich an den Klingeln abzählen kann. Die Klingel von Frau Mertens ist ganz unten links. Ich drücke drauf, höre aber kein Geräusch. Hoffentlich ist die Klingel nicht kaputt. Kurz darauf geht der Summer. Ich drücke die schwere Türe auf und gelange in ein Treppenhaus mit beigen Steinfliesen. »Hier unten«, ruft eine Stimme, und ich steige die Stufen hinab Richtung Keller. Es ist dämmrig, ich hätte das Licht anmachen sollen. Bei jedem Schritt habe ich das Gefühl, weniger Luft zu bekommen. Die Watte im Kopf breitet sich aus. *Warum geht es mir heute so schlecht?* Plötzlich wird es hell. Jemand hat das Licht angeknipst. Unten erwartet mich eine Frau. Klein, schmal gebaut, kurzes braunes Haar. Mitte oder Ende fünfzig, schätze ich.

»Guten Tag«, sie schüttelt meine Hand. Wir betreten die Wohnung, gelangen in einen schmalen, dunklen Flur und Frau Mertens deutet auf eine Tür geradeaus. »Bitte warten Sie noch einen Moment hier.« Ich gehe hindurch und sie zieht die Tür hinter mir zu. Ich befinde mich in einem Wartezimmer. Drei Metallstühle mit schwarzen Ledersitzen, ein kleiner Tisch mit einer Auswahl an Wohnzeitschriften, bodenlange weiße Gardinen, halbhohe Fenster. Der Raum ist nicht sehr hell. Mein Herz wummert, mein Brustkorb ist eng. Ich brauche Sauerstoff. Ich gehe auf die Fenster zu, ziehe die Gardinen zur Seite, kippe eines. Die Geräusche der Straße dringen herein. Ich schaue auf einen kleinen Vorgarten mit einem kahlen Baum und einer dahinterliegenden Kreuzung. Der Himmel darüber ist grau. Die frische Luft tut gut, mein Herzschlag beruhigt sich ein wenig. Ich greife zu einer der Zeitschriften, setze mich und blättere darin, um mich abzulenken. Aber mein Kopf interessiert sich nicht für das, was meine Augen sehen. Die Informationen der

Bilder dringen nicht in mein Gehirn. Stattessen raunt es: *Ich will hier weg.*

Ich blicke auf, starre auf die weiße Raufasertapete. Und plötzlich, als hätte gerade jemand in meinem Kopf einen Schalter gedrückt, weiß ich, wovor ich Angst habe: davor, mir selbst zu begegnen. Meinen Verletzungen, meinen Unzulänglichkeiten, meinen Schwächen. Was ist, wenn ich Dinge über mich herausfinde, die ich gar nicht wissen will?

Die Tür öffnet sich. »Sie können jetzt kommen.« Ich folge Frau Mertens nach nebenan. Auch hier gibt es, wie bei Frau Althoff, zwei gegenüberstehende Sessel. Braun und aus Leder. An der Wand links ein Sideboard mit einer Vase mit frischen Blumen. An der Wand rechts ein großformatiger Kunstdruck. Frau Mertens setzt sich auf den Sessel, der mit dem Rücken zu den Fenstern steht, ich nehme gegenüber Platz. Ich sehe im Hintergrund Autos über die Kreuzung fahren, doch dann konzentriere ich mich auf die Frau mir gegenüber. Sie sitzt sehr aufrecht. Ihre dunkelbraunen Augen schauen mich freundlich an, trotzdem ist da auch etwas Ernstes in ihren Gesichtszügen, eine natürliche Autorität, die sagt: »Ich weiß, was ich hier tue. Ich habe alles im Griff.«

»Also, was führt Sie zu mir?«, fragt sie und ich erzähle die Geschichte von meiner Panikattacke im Zug und allem, was danach passiert ist. Sie nickt, macht sich Notizen, ähnlich wie Frau Althoff.

»Alles, was Sie erzählen, ist typisch für Angstpatienten«, sagt sie, als ich fertig bin. »Angststörungen sind die häufigste psychische Erkrankung in Deutschland. Etwa 15 Prozent der Bevölkerung leiden im Laufe ihres Lebens unter einer Angststörung.

Wichtig ist, dass Sie sich klarmachen, dass die Angst nichts Gefährliches ist. Auch wenn sie sich manchmal sehr bedrohlich anfühlt.«

Ich nicke. Obwohl ich das alles schon weiß, tut es gut, es noch mal zu hören.

»In dieser Therapie geht es vor allem darum, zu schauen, wie Sie Ihr Verhalten ändern können. Und die wichtigste Maßnahme bei Angst ist: keine Vermeidung. Denn solange Sie Dinge vermeiden, wird die Angst größer und breitet sich aus. Unser Ziel ist es, dass Sie sich nach und nach wieder alles trauen.«

Bei der Vorstellung, was da in den nächsten Monaten alles auf mich zukommt, wird mir direkt wieder flau im Magen. Aber ich will nur eines: diese schreckliche Angst endlich loswerden. »Ich tue alles, was nötig ist«, sage ich und straffe meine Schultern.

17. MÄRZ

»Wir müssen jetzt zum Ende kommen«, sagt Frau Mertens nach einem Blick auf die runde Wanduhr, die über der Tür des Therapiezimmers hängt. Heute ist unser dritter Termin und wie bei Frau Althoff habe ich bisher vor allem aus meinem Leben erzählt. Am meisten ging es um die letzten Jahre, darum, wie anstrengend und kräftezehrend der Alltag oft war – aber wir haben auch meine Kindheit und den Tod meines Vaters gestreift.

»Erzählen Sie mal, was Sie im Moment so umtreibt«, eröffnete Frau Mertens unser Gespräch in der zweiten Sitzung, und die Worte sprudelten nur so aus mir heraus. Auch heute habe ich wieder viel gesprochen und spüre jetzt, da sich die Stunde dem Ende zuneigt, wie müde und erschöpft ich bin.

»Ich habe hier etwas, über das ich gerne noch kurz mit Ihnen sprechen möchte«, sagt meine Therapeutin, zieht ein DIN-A4-Blatt unter ihrem Notizbuch hervor, steht auf und überreicht es mir.

»Danke«, sage ich, während sie sich wieder hinsetzt.

»Haben Sie schon mal von den **Fünf Säulen des Lebens** gehört?«

»Nein.« Ich schüttle den Kopf und betrachte die Zeichnung. Darauf ist ein Gebäude zu sehen, das an den Portikus eines griechischen Tempels erinnert: fünf Säulen und darüber ein drei-

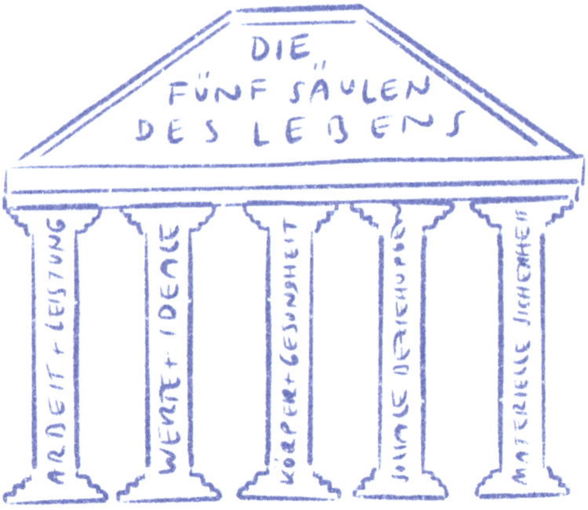

eckiges Giebelfeld. Oben in dem Giebelfeld steht: **Die Fünf Säulen des Lebens**[*]. Auch die Säulen sind beschriftet.

»Das Bild zeigt ein psychologisches Modell«, erklärt Frau Mertens. »Jede Säule steht für einen anderen Lebensbereich: für **Arbeit & Leistung, Werte & Ideale, Körper & Gesundheit, Soziale Beziehungen** und **Materielle Sicherheit** und zusammen machen sie unsere Identität aus. Geht es uns in allen Lebensbereichen gut, sind unsere Säulen stabil und wir stehen im übertragenen Sinn mit beiden Beinen fest auf dem Boden. Aber natürlich ist nur selten alles perfekt, meist gibt es Höhen und Tiefen. Gerät nur *eine* Säule ins Wanken, können wir das in der Regel gut ausgleichen, denn auch auf vier Säulen stehen wir immer noch sicher. Doch je mehr Säulen wackeln, desto instabiler werden auch wir, und die Wahrscheinlichkeit, dass wir psychisch erkranken, steigt.«

* Angelehnt an die ›Fünf Säulen der Identität‹ von Hilarion Petzold.

Während Frau Mertens spricht, setzt ein schwaches Rauschen in meinen Ohren ein. Wie immer, wenn die Angst in mir hochkriecht, nehme ich meine Wasserflasche, die ich stets in meiner Handtasche mit mir rumtrage, und trinke ein paar Schlucke. Ein Ritual, das mich wieder ein bisschen erdet, weil ich das Gefühl habe, meinen Kreislauf zu stabilisieren. Außerdem habe ich gelesen, dass Wassermangel tatsächlich Ängste auslösen kann.

»Wichtig wäre, dass Sie in den nächsten Tagen darüber nachdenken, welche dieser Säulen bei Ihnen wackeln. Denn wie ich bereits erwähnt habe, sind Angsterkrankungen multifaktoriell. Meist liegt eine genetische Disposition vor. Doch das alleine reicht nicht. Damit sie ausbricht, müssen noch verschiedene Belastungen hinzukommen. Um der Angst entgegenzutreten, ist es wichtig, dass Sie im Alltag nicht in die Vermeidung gehen. Aber es ist genauso wichtig, herauszufinden, wo die Ursachen liegen, damit wir dort anknüpfen können.«

»Okay«, ich falte den Zettel und stecke ihn, gemeinsam mit meiner Wasserflasche, in die Handtasche. Das Rauschen in meinen Ohren nimmt zu. Ich stehe auf, verabschiede mich und steige eilig die Steinstufen im Treppenhaus nach oben. Vor der Tür bleibe ich stehen. Atme tief ein und aus. Meine Knie sind weich. *Je mehr Säulen wackeln, desto instabiler werden auch wir*, höre ich Frau Mertens' Stimme. Ich atme noch einmal tief ein und aus und versuche, den Gedanken an den Zettel in meiner Tasche weit wegzuschieben.

*

Fünfzehn Minuten später öffne ich die Haustür. Ich lege Auto- und Hausschlüssel in das Holzkästchen auf dem Schuhregal, nehme meine Handtasche von der Schulter und öffne sie, um die Wasserflasche herauszuholen. Dabei fällt mein Blick auf den zusammengefalteten Zettel. Ich greife danach. Mein Herz pocht. Ich lasse das Papier wieder in die Tasche gleiten und lege sie unter das Schuhregal.

18. MÄRZ

Was für eine miese Nacht, denke ich, während ich eine sechshunderter Ibuprofen mit einem großen Schluck Wasser runterspüle. Ich sitze auf dem Sofa und mein Kopf fühlt sich so an, als würde er jeden Moment zerspringen. Ein wirrer Traum hat in der letzten Nacht den nächsten gejagt. Als der Wecker um kurz nach sechs klingelte, fühlte ich mich wie betäubt. Es kostete mich Kraft, die Lider zu öffnen. Hinter meinen Schläfen pochte es schmerzvoll. Benommen schlurfte ich die Treppe runter und ging in die Küche, um meinen Kindern Frühstück zu machen. Vor fünf Minuten habe ich sie an der Haustür verabschiedet. Seitdem sitze ich auf dem Sofa.

Mir ist flau im Magen und es fühlt sich so an, als ob mein Gehirn immer noch nicht wirklich wach wäre. Jede Bewegung ist anstrengend, mir ist, als könnte ich nur in Zeitlupe denken. Ich greife nach meinem Handy, das auf dem Couchtisch liegt, wähle die Nummer der Redaktion. Nach dreimal Tuten meldet sich unsere Sekretärin.

»Hallo Elke«, sage ich mit matter Stimme.

»Morgen. Mensch, du klingst ja gar nicht gut, alles okay bei dir?«, fragt sie besorgt.

»Nein, mein Kopf dröhnt so, als würde er gleich zerplatzen, und ich habe eine total miese Nacht hinter mir. Ich kann heute leider nicht kommen.«

»Du Arme«, erwidert sie. »Im Moment geht wohl was rum.

Mein Levi liegt auch seit gestern mit Fieber flach.« Levi ist ihr fünfzehnjähriger Sohn.

»Oh nein, sag ihm gute Besserung«, murmle ich.

»Ach, Unkraut vergeht nicht.« Elke lacht mit ihrer rauen, dunklen Stimme, die so klingt, als würde sie täglich mindestens eine Schachtel Zigaretten rauchen. »Dann leg dich mal wieder hin und kurier dich schön aus.«

»Danke«, erwidere ich und wir verabschieden uns.

Ich lasse mein Handy sinken, erhebe mich vom Sofa und schlurfe Richtung Treppenhaus. Im Flur fällt mein Blick auf meine gelbe Handtasche, die unter dem Schuhregal liegt. Ich gehe auf die Treppe zu, hebe den rechten Fuß und setze ihn auf die erste Stufe. Doch anstatt weiterzugehen, halte ich inne. *Soll ich?*, fragt eine Stimme in meinem Kopf. Unentschlossen bleibe ich stehen. Dann gebe ich mir einen Ruck, drehe mich um und gehe zum Schuhregal. Ich hebe die Handtasche hoch, gehe zurück ins Wohnzimmer und lasse mich erneut aufs Sofa plumpsen. Das Pochen hinter meinen Schläfen nimmt zu.

Ich greife in die Tasche und hole den Zettel heraus. Eine ganze Weile sitze ich da, starre auf das zusammengefaltete Blatt. Am liebsten würde ich es wieder in die Tasche stecken und so tun, als existiere es nicht. Aber ich weiß, dass mich Frau Mertens beim nächsten Mal auf die Säulen ansprechen wird. Mir ist schlecht.

Ich falte das Papier auseinander und betrachte das Bild. Den Tempel mit den fünf Säulen. **Arbeit & Leistung** steht da. **Werte & Ideale, Körper & Gesundheit, Soziale Beziehungen** und **Materielle Sicherheit**.

Meine Arbeit macht mir schon seit Jahren keine Freude

mehr und ich spüre, wie meine Leistungsfähigkeit immer weiter abnimmt. Im Job, aber auch zu Hause. Ich bin fahrig, unkonzentriert, suche ständig meinen Schlüssel, verlege wichtige Unterlagen für die Steuer und vergesse Termine. Vor zwei Tagen erst hatte ich die Sprechstundenhilfe unseres Kinderarztes an der Strippe, die mich barsch fragte, wo wir denn blieben, meine Tochter habe doch einen Impftermin.

Werte & Ideale lese ich auf der Säule rechts daneben. Auch meine Werte leiden oft bei der Arbeit. Vieles, was wir machen, ist reißerisch. Meinem Chef sind die Menschen, die in unseren Beiträgen vorkommen, egal. Ich fühle mich für meine Interviewpartner verantwortlich und will, dass alle, die bei unseren Beiträgen mitmachen, am Ende mit dem Ergebnis zufrieden sind. Ein Anspruch, den ich oft nicht halten kann. Und meine Ideale? Habe ich überhaupt noch welche?

Körper & Gesundheit steht auf der dritten Säule. Meine rechte Schulter ist steif, mein Iliosakralgelenk macht Ärger, ich schlafe fast jede Nacht schlecht, habe kaum noch Kraft und Energie, um meinen Alltag zu schaffen und leide unter einer Angststörung.

Soziale Beziehungen. Mein Vater ist tot, meine Mutter auf meine Hilfe angewiesen, Clemens nur am Wochenende da, meine wichtigsten Freundinnen wohnen in anderen Städten. Außer meinen Kindern und meiner Mutter sehe ich nachmittags oder abends kaum jemanden. *Ich bin einsam*, denke ich. Meine Augen werden feucht, lassen das Bild verschwimmen.

Vier meiner Säulen wackeln. Nur eine ist stabil.

Clemens hat einen festen Job, in dem er gut verdient, und ich habe einen festen, unbefristeten Halbtagsjob, bei dem ich eher schlecht verdiene. **Materielle Sicherheit** ist also da. Aber nur, wenn ich meinen elenden Job behalte. Sonst fängt auch noch die fünfte Säule an zu wackeln. Wir sind verschuldet, müssen den Kredit für unser Haus noch fünfzehn Jahre lang abbezahlen und haben bisher keinen Cent für die Ausbildung unserer Kinder gespart.

Verdammt. Ich starre immer noch auf das Bild. Eine Träne fällt auf die Säule **Gesundheit**. *Verdammt, verdammt, verdammt.* Ich lasse das Blatt sinken und blicke aus dem Fenster. Draußen ist es grau. Der Himmel eine glatte, undurchdringliche Fläche. Mein Garten sieht wild aus. Die Beete voller Unkraut. Die Büsche zu hoch. Die Blüten der Hortensien, die im Herbst hätten runtergeschnitten werden müssen, haben ein unansehnliches Braun angenommen.

Ich fühle mich so bleiern und schwer, als könnte ich niemals wieder aufstehen. Starre nach draußen, ohne etwas zu sehen. Die Zeit vergeht. Minute um Minute. Ich starre immer noch, versuche die Gefühle, die sich mir aufdrängen, nicht zu fühlen. Doch das gelingt mir nicht.

Ich rapple mich auf, gehe zum Schuhregal im Flur und bücke mich, um die alten Turnschuhe, die ganz unten stehen und die ich schon ewig nicht mehr getragen habe, herauszuholen. Schwerfällig setze ich mich auf die Treppe und ziehe sie an. An ihren Sohlen hängt noch Erde. Beim Vorbeugen verstärkt sich das Pochen in meinen Schläfen, doch ich spüre, dass die Tablette langsam wirkt. Der Schmerz ist inzwischen dumpfer, weniger stechend und auch die Übelkeit hat etwas nachgelassen. An der Wandgarderobe, an der viel zu viele Jacken übereinander hängen, finde ich ganz unten, was ich suche: meine Regenjacke. Ich ziehe sie an und gehe durch das Esszimmer Richtung Terrassentür. Meine Turnschuhe hinterlassen dabei kleine Erdhäufchen auf dem Boden. Draußen atme ich begierig die frische Luft ein. Sie ist mild. Gestern Nachmittag hat das Thermometer zum ersten Mal in diesem Jahr zwanzig Grad angezeigt. Feiner Nieselregen fällt auf mein Haar.

Meine Gedanken wandern zurück zu den fünf Säulen. *Stark bleiben*, sage ich zu mir und richte meine Wirbelsäule auf. Ich gehe zu dem Beet rechts, in dem einst Tulpen, Ranunkeln und Anemonen blühten und jetzt der Löwenzahn regiert, und sinke auf die Knie. Dann beginne ich, an den Stengeln zu ziehen. *Ich will stark sein.* Das große Büschel löst sich und ich lege es neben mich auf den Rasen. Meine Finger graben sich in die kalte Erde, um auch die Wurzeln rauszuziehen. Der Boden ist hart und die Erde sammelt sich unter meinen Nägeln. *Ich will stark sein.* Ich buddle und ziehe mit aller Kraft. *Ich will stark sein.* Die Wurzel kommt mir entgegen. *Ich will stark sein.* Der nächste Löwenzahn. Buddeln. Ziehen. *Ich will stark sein.*

Und dann sehe ich es: Ein Köpfchen, das sich zwischen dem Löwenzahn durchgekämpft hat. Klein und blau. Ein Krokus. Ich halte inne und betrachte das Pflänzchen. Und plötzlich weiß ich, dass es nicht wahr ist. Ich will nicht stark sein – nicht mehr.

Ich will mich nicht mehr zusammenreißen. Tag für Tag über meine Grenzen gehen. Ich will schwach sein dürfen. Die Kontrolle abgeben. Mich einmal fallen lassen.

Ein Stich durchfährt mich, so schmerzhaft, dass ich mich zusammenkrümmen muss. Ich schluchze auf. Tränen schießen in meine Augen. Und dann heule ich. So laut und hemmungslos, wie seit Jahren nicht mehr. Und murmle immer wieder denselben Satz, während ich mich nach vorne und hinten wiege.

Ich will schwach sein.

*

Als es schon fast Mittag ist, klopfe ich den Dreck von meinen Händen ab. Ich habe geschuftet wie eine Besessene, ohne an irgendetwas zu denken und ohne zu merken, wie viel Zeit vergangen ist. Überrascht stelle ich fest, dass auch meine Kopfschmerzen fast weg sind. Zufrieden betrachte ich mein Werk: Das Beet ist frei von Unkraut, die braunen Hortensienblüten sind ab, die Hecke ist gestutzt. Ein kleiner Teil meines Gartens ist wiederauferstanden. Ich schaue an mir runter. Meine Schuhe sind schlammig, meine Hände und meine Hose voller Erde. Das T-Shirt unter meiner Regenjacke ist am Rücken und unter den Achseln feucht. Mein Haar ist nass und vermutlich ziemlich zerzaust, meine Wangen sind heiß und fühlen sich an, als würden sie glühen. Ich kann mich nicht daran erinnern, wann ich das letzte Mal so verdreckt war. Und wann ich mich das letzte Mal so gut gefühlt habe.

24. MÄRZ

»Also«, sage ich verlegen und zupfe an der Nagelhaut meines rechten Daumens. »Das ist so. Ich habe diese Zugfahrt nach Paris im Herbst gebucht, als ich noch die Tabletten genommen habe. Damals habe ich gar nicht bedacht, dass ich jetzt, ohne Tabletten, nicht in diesen Zug steigen kann.« Ich sitze Frau Mertens gegenüber und fühle mich gerade verdammt unwohl in meiner Haut. In knapp drei Wochen beginnen die Osterferien und dann soll ich im TGV nach Paris fahren. Wenn ich nur daran denke, bekomme ich schon Herzrasen.

Das Thema »Säulen« habe ich bisher nicht angesprochen. Das hier hat Priorität. Seit Tagen könnte ich mich dafür ohrfeigen, diese Reise gebucht zu haben. Es war an einem verregneten Sonntagnachmittag im Oktober, ich saß auf unserem Sofa, das Kaminfeuer prasselte, und ich scrollte auf meinem Handy durch Instagram. Plötzlich sah ich ein Bild vom Eiffelturm und spürte eine tiefe Sehnsucht. Frühling in Paris, wäre das nicht wunderbar? Mit einem Boot auf der Seine fahren und die ersten warmen Sonnenstrahlen im Gesicht spüren, Hand in Hand mit Clemens durch Montmartre bummeln und gemeinsam mit meiner Familie im Quartier Latin zu Abend essen. Endlich waren unsere Kinder groß genug für solch einen Städtetrip. Ich erzählte Clemens von meiner Idee, der ebenfalls begeistert war, und buchte noch am selben Tag. Meine Angst vorm Zugfahren hatte ich in diesem Moment vollkommen vergessen. Die

Tabletten hatten mir ein trügerisches Gefühl von Sicherheit gegeben. Doch seit Wochen wächst meine Angst vor dieser Reise, und ich versuche, alle Gedanken daran zu verdrängen. Was mir von Tag zu Tag schlechter gelingt. Ich schlafe unruhig, wache nachts auf und kann nicht wieder einschlafen, weil meine Gedanken um die Zugfahrt kreisen. Tagsüber habe ich Herzrasen, sobald ich an den TGV denke. Mehrfach war ich schon versucht, die Reise zu stornieren. Aber wie hätte ich das Clemens und den Kindern erklären sollen?

»Warum können Sie nicht ohne Tabletten in den Zug steigen?«, unterbricht Frau Mertens meine Gedanken.

»Weil dieser Zug zweieinhalb Stunden lang fährt, ohne anzuhalten. Und das zum Teil mit sehr hoher Geschwindigkeit. Das halte ich nicht aus«, antworte ich mit gesenktem Blick und nestele weiter an meinen Fingern rum. »Deshalb hätte ich gerne ein Beruhigungsmittel.«

»Wovor haben Sie Angst?«

Ich blicke auf und sehe eine strenge Steilfalte zwischen Frau Mertens' Brauen.

»Davor, im Zug gefangen zu sein. Nicht rauszukönnen. Und keine Luft zu kriegen.«

»Warum sollten Sie keine Luft bekommen?« Frau Mertens Augenbrauen heben sich fragend.

»Ich habe Angst, dass ich vor lauter Panik nicht mehr richtig atmen kann. Dass ich ohnmächtig werde.«

»Ich kenne keinen einzigen Angstpatienten, dem das passiert ist.« Frau Mertens' Mundwinkel deuten ein leichtes Lächeln an.

»Wirklich?«, frage ich erstaunt.

»Ja, wichtig ist, dass Sie bei Angst versuchen, ruhig ein- und auszuatmen.«

»Aber genau davor habe ich ja Angst, dass mir das nicht gelingt. Dass ich ersticke.«

Die ernste Falte kehrt zurück. »Sie können an der Angst nicht ersticken. Im allerschlimmsten Fall würden Sie tatsächlich ohnmächtig werden, auch wenn ich, wie gesagt, niemanden kenne, dem das passiert ist. Und dann übernimmt Ihr autonomes System die Regie und Sie atmen normal weiter.«

»Okay«, sage ich und spüre, wie mich dieser Gedanke ein wenig beruhigt.

»Natürlich könnten Sie sich von Ihrem Hausarzt ein Beruhigungsmittel verschreiben lassen. Aber das wäre wieder eine Vermeidung. Wollen Sie das wirklich?« Jetzt wandert nur die rechte Augenbraue leicht nach oben und Frau Mertens beugt sich etwas vor. Ich hatte schon geahnt, dass das Gespräch so laufen würde. Frau Mertens ist ein harter Brocken. Und leider hat sie – verdammt noch mal – recht.

»Nein, das will ich nicht«, antworte ich kleinlaut. »Ich will einfach nur diese schreckliche Angst loswerden.«

»Das kann ich gut verstehen.« Die Stirn glättet sich und Frau Mertens' Gesichtsausdruck wird wieder etwas weicher. »Das Problem ist allerdings, dass Sie dieses Ziel nur erreichen können, wenn Sie Ihre Vermeidung nicht weiter aufrechterhalten.« Sie räuspert sich. »Außerdem ist keine Angst mehr zu haben, erst das langfristige Ziel. Das aktuelle Ziel heißt: Akzeptanz. Im Moment geht es darum, anzuerkennen, dass die Angst da ist und trotzdem alles zu tun. Sie müssen lernen, die unangenehmen Gefühle auszuhalten. Weiterhin aktiv zu sein. Nur wenn

Sie Ihre Vermeidung aufgeben, hat Ihr Gehirn die Chance, wieder neue, positive Erfahrungen zu machen und nach und nach zu verstehen, dass es keine reale Bedrohung gibt.«

Ich schlucke. Das war deutlich. »Aber ich habe so schreckliche Angst vor dem TGV. Jetzt schon, wo ich nur hier sitze«, sage ich verzweifelt. »Ich weiß gar nicht, wie ich das erst im Zug aushalten soll.«

»Ich glaube, es wäre gut, wenn Sie ab heute mit Suggestionsübungen anfangen. Und im Zug können Sie Atemübungen machen. Über die 4-7-8-Methode haben wir ja schon gesprochen. Es wäre sinnvoll, sie mehrmals am Tag zu üben.«

»Okay«, ich nicke. »Und was meinen Sie mit Suggestionsübungen?«

»Also, das ist so«, Frau Mertens holt Luft und schaut wieder etwas strenger. »In unserem Gehirn gibt es etwa sechsundachtzig Milliarden Nervenzellen. Und durch jede neue Erfahrung bilden sich neue Verknüpfungen. Die können wir uns wie Wege vorstellen. Nach einer ersten Erfahrung ist nur ein kleiner Trampelpfad da. Und je häufiger wir diesen Trampelpfad beschreiten, also immer wieder die gleiche Erfahrung machen, desto breiter und ausgetretener wird dieser Weg. Irgendwann bilden sich so mehrspurige Datenautobahnen im Kopf. Wir reagieren auf eine Sache ganz automatisch immer gleich. Und das Verrückte ist, dass wir Dinge gar nicht real erleben müssen, um diese Datenautobahnen entstehen zu lassen. Es reicht schon, dass wir uns etwas nur vorstellen. In Ihrem Fall ist durch die erste Panikattacke im Zug ein Trampelpfad entstanden. Wären Sie am nächsten Tag wieder in einen Zug gestiegen und die Fahrt wäre für Sie problemlos verlaufen, wäre diese Erfahrung vermutlich direkt wieder überschrieben worden. Doch durch Ihre Erinnerungen daran und die folgenden negativen Gedanken ist der Trampelpfad immer breiter geworden. Und jetzt verknüpft Ihr Kopf das Thema Zugfahren sofort mit Gefahr. Diese Informationen werden direkt an das vegetative Nervensystem weitergeleitet und Ihr Körper geht in den Kampf-oder-Flucht-Modus, um Sie vor dieser Gefahr zu schützen. Ihr Herz schlägt schneller, Ihre Hände und Füße werden kalt, Sie bekommen einen Tunnelblick. Das alles geschieht, um Sie vor einer Gefahr zu schützen, die gar nicht real existiert. Es ist jetzt also wichtig, dass Ihr Gehirn die Datenautobahn »Zugfahren ist gefährlich« wieder überschreibt. Und zwar mit positiven Erfahrungen. Je häufiger es erlebt, dass Zugfahren Spaß macht, entspannend und schön ist, desto schneller wird die Autobahn ein Stück weit abgebaut. Irgendwann ist sie von Unkraut und Gras überwuchert, wird wieder zum Trampelpfad und verschwindet im Idealfall ganz.«

»Okay«, sage ich und versuche, das Gehörte erst einmal in meinem Kopf zu sortieren. So habe ich das Ganze noch nie gesehen, aber es klingt einleuchtend und logisch. »Und was haben jetzt die Suggestionsübungen damit zu tun?«, hake ich nach.

»Wie ich schon sagte, müssen Erfahrungen gar nicht real passieren, es reichen Gedanken, um neue neuronale Verknüpfungen im Gehirn zu bilden. Diese Erkenntnis machen sich zum Beispiel Hochleistungssportler zunutze. Ein Teil ihres Trainings ist rein mental. Eine Stabhochspringerin stellt sich zum Beispiel alle Bewegungsabläufe, die sie vollziehen muss, exakt vor und kann damit schon ihre Leistung verbessern. In Ihrem Fall hieße das, dass Sie ab jetzt abends vor dem Einschlafen an die Fahrt mit dem TGV denken. Und zwar ganz positiv, mit allen Ihnen zur Verfügung stehenden Sinnen. Stellen Sie sich erst vor, was Sie auf der Fahrt *sehen*, dann, was Sie *hören*, *riechen*, *schmecken* und *fühlen*. So ideal, detailliert und intensiv, wie es Ihnen möglich ist. Dadurch bilden sich neue Verknüpfungen. Und wenn Sie in drei Wochen in den Zug steigen, ist aus Ihrer Angstautobahn vielleicht schon eine Landstraße geworden und die Fahrt fühlt sich deutlich weniger bedrohlich an.« Frau Mertens' Mund hebt sich zu einem Lächeln und ihre Augen lächeln mit.

»Okay«, sage ich zum dritten Mal und spüre, dass ebenfalls ein zaghaftes Lächeln der Erleichterung über mein Gesicht huscht.

28. MÄRZ

Ich stehe am Bahnhof, der TGV fährt ein. Ich sehe die Vorfreude in den Augen der Kinder und lächle Clemens zu. Wir steigen ein und gehen in die obere Etage. Der Zug sieht hell und freundlich aus, ich setze mich auf den blauen Sitz. Um uns herum füllen sich die anderen Plätze. Ich packe meinen Schokomuffin aus, den ich mir am Bahnhof gekauft habe, und stelle ihn, zusammen mit meinem Latte macchiato, auf die Ablage vor mir. Ich lehne mich zurück, lächle und freue mich, dass es gleich losgeht. Der Zug macht einen kleinen Ruck und beginnt zu rollen. Erst langsam, dann immer schneller. Der Bahnhof verschwindet, ich sehe Häuser und Straßen, kurz darauf grüne Bäume, Hügel und Felder. In der Ferne grasen ein paar Schafe mit kleinen Lämmern. Ich blicke zu Clemens, der neben mir sitzt und mir wieder ein Lächeln schenkt. Ich schaue durch die Lücke zwischen den Sitzen vor mir. Dort erspähe ich unsere Kinder, die ein Hörspiel hören.

Jetzt hören, denke ich und räkle mich ein wenig unter der Bettdecke. Heute ist mein fünfter Abend, und die Suggestionsübungen fallen mir zunehmend leichter. Beim ersten Mal war mir anfangs noch ein wenig flau im Magen und mein Herz schlug schneller, doch inzwischen bin ich ganz entspannt.

Ich stehe am Gleis und höre meine Kinder aufgeregt plappern. »Mami, ich freue mich so«, sagt meine Tochter. Der Lautsprecher ertönt und kündigt den TGV an. Ich höre, wie der Zug in den Bahnhof einfährt und dabei immer langsamer wird. Ein lautes Quietschen, dann öffnen sich die Türen. »Komm, wir steigen ein«, sagt Clemens. Wir gehen die Stufen hoch, und ich höre das Murmeln der anderen Fahrgäste. Wir setzen uns. Kurz darauf begrüßt uns eine freundliche Frauenstimme über die Lautsprecher. Dann höre ich, wie die Türen zugehen und das leise Geräusch der Räder, die sich in Bewegung setzen. »Jetzt geht es los, mein Schatz«, sagt Clemens direkt neben mir.

Und ich erwidere: »Ja, wie schön!«

Jetzt fühlen. Ich stehe auf dem Bahngleis und bin entspannt. Ich bin ausgeschlafen und fühle mich so gut wie schon lange nicht mehr. In meinem Bauch meldet sich ein angenehmes Kribbeln. Vorfreude auf die nächsten Tage. Der Zug fährt ein und ich spüre, wie ich die Beine anhebe, um die Stufen hochzusteigen. Dann setze ich mich auf meinen Platz. Ich streiche mit der Hand über den blauen Stoffbezug, der angenehm weich ist, und auch der Sitz ist bequem. Meine Schultern sind locker und auch mein Kiefer ist entspannt. Es macht einen leichten Ruck und ich spüre, wie der Zug anrollt. Im selben Moment fühle ich Clemens' warme Hand, die meine liebevoll drückt. Der Zug verlässt den Bahnhof und eine angenehme Schwere überkommt mich. Ich schließe meine Augen, höre, wie alle Geräusche sich zu einem Klangteppich verdichten, und schlafe ein.

Nächste Aufgabe: schmecken. Ich stehe am Bahngleis und kaue ein Kaugummi, das ich mir eben in den Mund gesteckt habe. Es ist angenehm scharf und schmeckt nach Pfefferminze. Der Zug kommt, wir steigen ein und noch immer spüre ich den erfrischenden Pfefferminzgeschmack auf meiner Zunge. Ich setze mich auf meinen reservierten Platz, packe meinen Muffin aus und stelle meinen Latte macchiato vor mich auf die Ablage. Ich nehme das Kaugummi aus dem Mund und werfe es in den Abfall. Der Zug fährt an und ich beiße in meinen Muffin. Er schmeckt herrlich schokoladig, und ich spüre die kleinen Schokostückchen auf meiner Zunge. Ich lasse mir einen weiteren Bissen auf der Zunge zergehen, nippe an meinem Latte macchiato. Die Temperatur ist perfekt, nicht zu heiß, nicht zu kalt, genau so, dass der Kaffee sein Aroma auf meiner Zunge voll entfalten kann. Der herbe Geschmack bildet einen wunderbaren Kontrast zum süßen Muffin. Ich lächle Clemens zu, atme zufrieden tief ein und aus und genieße den Blick auf grasende Schafe, während ich weiter meinen Muffin verzehre.

Zuletzt: riechen. Auf dem Bahnsteig steigt mir ein angenehmer Duft von frisch gebackenen Brezeln in die Nase. Er kommt aus der Tüte, die meine Tochter in der Hand hält. Ich umarme Clemens und nehme dabei den Duft seines Parfums war. Er benutzt es schon seit vielen Jahren, und ich mag die Mischung aus Citrus, etwas Herbem und einer dezenten süßlichen Note. Der Zug fährt ein und wir steigen hinein. Die Luft im Wagen ist nicht stickig, sondern angenehm. Es riecht sauber und frisch geputzt. Ich setze mich, wir fahren los. Aus meiner Muffintüte strömt süßer, schokoladiger Duft, vermischt sich mit dem wunderbaren Kaffeearoma aus meinem To-go-Becher. Ich schließe die Augen, genieße die angenehmen Gerüche und spüre, dass ich immer müder werde.

Ich rolle mich auf die Seite und klemme mir ein Stück meiner Bettdecke zwischen die Beine. Meine Lider sind schwer. Und ich habe das Gefühl, immer noch ein bisschen Kaffee zu riechen, während ich langsam wegdämmere.

11. APRIL

»Okay, Ella, dann haben wir ja alles geklärt. Ich bin jetzt die nächsten drei Stunden nicht gut erreichbar, weil der Zug gleich losfährt, aber danach kannst du dich gerne noch mal melden, wenn es Fragen gibt«, verabschiede ich mich von meiner Kollegin und lege das Handy auf die Ablage vor mir. Darauf stehen mein To-go-Becher mit einem Latte macchiato drin und daneben eine weiße Papiertüte mit einem dunkelbraunen Schokomuffin.

Jetzt bin ich also wirklich im TGV und habe gar nicht so richtig gemerkt, wie ich hier eigentlich reingekommen bin, weil ich so in das Gespräch mit Ella vertieft war, die sich, solange ich weg bin, um meine Themen und Konzepte kümmert. Bisher ist alles nach Plan verlaufen. Am Bahnhof habe ich meine Familie gleich zum Bäcker gelotst. Gerade als Clemens bezahlte, klingelte mein Handy und Ella war dran.

Ich schaue mich um, während des Telefonats habe ich meine Umgebung noch gar nicht wirklich wahrgenommen. Tatsächlich sieht es hier ähnlich aus wie in meiner Vorstellung. Ein modernes Großraumabteil mit hellem Licht und blauen Sitzbezügen. Ich schließe die Augen und gleite mit meinen Fingern über den weichen Stoff. Versuche, den Duft meines Kaffees zu erschnuppern. »Poch. Poch. Poch«, spüre ich mein Herz schlagen. Gleich geht es los. Bis jetzt hatte ich tatsächlich keine Angst, aber nun spüre ich die Nervosität in mir hochkriechen.

Gleich schließen sich die Türen. Gleich kann ich nicht mehr raus. Von den Kindern, die vor uns sitzen, sehe ich nur ein paar Haare und Kopfhörer. Ich schnappe mir Clemens' Hand und drücke sie fest. Sie ist angenehm warm und weich. Er blickt von seinem Laptop auf und runzelt die Stirn. »Du siehst blass aus. Alles okay bei dir?«

»Alles in Ordnung«, erwidere ich. »Ich bin nur müde.«

»Wirklich?« Clemens sieht mich skeptisch an.

»Ja«, wiegle ich ab. »Die letzte Nacht war echt blöd. Meine Schulter, du weißt schon.«

»Dann versuch doch, ein bisschen zu schlafen.«

»Mach ich.« Ich drücke noch mal seine Hand und ringe mir ein Lächeln ab.

Clemens lächelt zurück und wendet sich wieder seinem Laptop zu, auf dem er die Zeitung liest. Ich weiß, dass es falsch ist, ihm meine Angst zu verheimlichen. Aber inzwischen ist mir auch klar, was mich abgehalten hat, ihm davon zu erzählen. Zu viel hängt an dem Thema dran. Zu viel, was auch ihn betrifft. *Nach Paris*, denke ich und schließe die Augen.

Wenig später höre ich, wie sich die Türen schließen. Es gibt einen leichten Ruck und der Zug fährt los. Mein Herz schlägt schneller, ich spüre leichte Übelkeit in mir hochsteigen. *Ruhig bleiben*, denke ich und beginne mit der 4-7-8-Atmung.

Nach ein paar Minuten geht es mir besser. Ich bin zwar immer noch angespannt und meine Schultern sind hart, aber ich kann es aushalten. Ich nehme meinen Muffin aus der Tüte und schnuppere daran. Er duftet schokoladig, doch im Moment reizt mich dieser Geruch nicht. Mir ist flau im Magen und ich habe keinen Appetit. Trotzdem beiße ich hinein. Ich spüre die

Kuchenkrümel auf meiner Zunge. Mein Mund ist trocken, und ich muss den Bissen mit einem Schluck Latte macchiato runterspülen. Der zweite Bissen rutscht schon etwas besser. Ich schließe die Augen. Mache wieder meine Atemübung und spüre, wie sich die Angst nach und nach zurückzieht. Als ich die Augen wieder öffne, sehe ich grüne Hügel. Erleichterung breitet sich in mir aus. Ich weiß jetzt, dass ich das hier schaffen werde.

*

Zweieinhalb Stunden später stehe ich auf einem Gleis am Gare de l'Est und atme genussvoll den frischen Sauerstoff ein. Ein Glücksgefühl durchflutet mich. Die Zugfahrt war anstrengend. Hat mich Kraft gekostet. Aber jetzt bin ich hier. In Paris. »Ich freue mich schon so sehr auf die nächsten Tage«, sage ich zu meinen Kindern, die mit großen Augen das bunte Treiben auf dem Bahnhof verfolgen.

»Dann lasst uns mal zur Metro gehen«, meint Clemens und seine Worte treffen mich wie ein eiskalter Duschstrahl.

Oh, mein Gott, die Metro. An die hatte ich gar nicht mehr gedacht. Ich war so auf den TGV fixiert gewesen, dass ich keinen einzigen Gedanken daran verschwendet habe, wie wir vom Bahnhof zu unserer Unterkunft kommen. »Können wir da nicht mit dem Bus hin oder mit dem Taxi?«, frage ich Clemens.

»Nein, mit dem Taxi ist es zu weit. Das wird viel zu teuer. Und mit dem Bus ist es zu umständlich. Wir müssen erst mal acht Stationen mit der Metro fahren und können danach in einen Bus umsteigen, der ein paar Meter von der Ferienwohnung entfernt hält.«

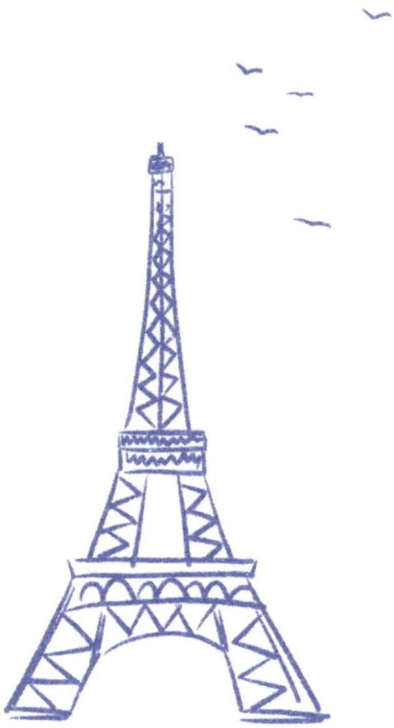

Verdammt noch mal, du blöde Kuh! Wie konntest du nur so dumm sein und nicht daran denken, dass man in Paris fast ständig mit der Metro fahren muss? Am liebsten würde ich mir jetzt selbst eine knallen, weil ich diese elende Reise gebucht habe, und mich dann heulend in eine Ecke setzen. *So viel Doofheit ist doch nicht zu fassen!*, beschimpfe ich mich im Stillen. Laut sage ich, so fröhlich, wie es mir gerade möglich ist, »also, auf zur Metro«, und lächle Clemens und die Kinder an.

»Was ist die Metro?«, will mein Sohn wissen, und während wir uns mit unseren Rucksäcken und den Rollkoffern einen Weg durch die Menge bahnen, erkläre ich ihm, dass die Metro eine Untergrundbahn ist und es wahnsinnig viel Spaß macht, mit ihr durch das Tunnelsystem von Paris zu fahren.

Und dann geht es hinab. Von Stufe zu Stufe wird mir flauer

im Magen. Die Vorstellung, gleich tief unter der Erde zu sein, ohne Tageslicht und frischen Sauerstoff, ist grauenhaft. *Du bist gerade zweieinhalb Stunden mit einem Hochgeschwindigkeitszug gefahren. Das schaffst du auch noch*, sage ich mir. Wäre ich jetzt allein, würde ich sofort kehrtmachen. Lieber würde ich zehn Kilometer zu Fuß laufen, als noch einen Meter weiter unter die Erde zu gehen. Aber ich bin nicht allein. Und meine Familie weiß nichts von meiner Angst. »Die Metro gibt es schon richtig lange, und das hier ist einer von den ganz alten Gängen«, höre ich mich munter plappern, um meiner Familie und mir Normalität vorzugaukeln. Die Treppe führt steil nach unten. Clemens trägt unseren großen Koffer, ich den etwas kleineren mit den Sachen der Kinder. »Haltet euch gut am Geländer fest«, ermahne ich meine zwei. Wir gehen durch einen engen Gang, dessen Wände weiß gekachelt sind, und wieder eine steile Treppe hinab. Endlich stehen wir am Gleis. Mit lautem Getöse fährt unsere Bahn ein und spuckt einen Schwall Menschen aus. Als alle draußen sind, steigen wir ein. Der Wagen ist voll, ich zeige den Kindern, wo sie sich hinsetzen können. Clemens und ich bleiben stehen. Ich greife nach einer Schlaufe über mir, um mich festzuhalten, und schließe die Augen. *Du schaffst das.* Ich höre, wie sich die Türen schließen. Mein Herz hämmert. *Du schaffst das.* Es ruckt. Die Metro fährt los.

»Cool«, höre ich meinen Sohn jubeln und öffne die Augen. Ich sehe die Begeisterung in seinem kleinen Gesicht. Seine Freude über das große Abenteuer, das LEBEN heißt. Ich erinnere mich noch gut daran, dass ich auch mal ein kleines Mädchen war, das ganz ähnliche Gefühle hatte, als es mit acht zum ersten Mal mit der Münchner U-Bahn fuhr. Und in diesem Moment wird mir bewusst, dass ich mich entscheiden muss: für ein Leben zu Hause, in Sicherheit, ohne Angst. Oder für ein Leben in Freiheit.

Ich schließe wieder die Augen. Spüre mein rasendes Herz, das Rauschen in den Ohren, die Watte im Kopf. Und denke: *Ich will frei sein.*

*

»So, da wären wir«, sagt Clemens etwa vierzig Minuten später und tippt einen vierstelligen Code ein. Es summt, er drückt die Tür auf und wir folgen ihm in einen schmalen, dämmrigen Flur. Dort quetschen wir uns in einen kleinen Aufzug, in den wir vier gerade so mit unserem Gepäck hineinpassen. Als sich die Fahrstuhltür im zweiten Stock wieder öffnet, blicke ich abermals in einen tunnelartigen Flur ohne Tageslicht. Die Deckenleuchte springt an, als wir den Aufzug verlassen. *Ich will hier raus*, sagt mein Kopf und mein Herz pocht schneller. Ich versuche, ruhig zu atmen. Am Ende des Flurs sind wir endlich am Ziel. Appartement 202. Clemens tippt erneut einen Code ein und wir betreten die Ferienwohnung: einen winzigen Raum, den eine geschickte Innenarchitektin optimal ausgenutzt hat. Mit einer dunkelblauen Schlafcouch, einem kleinen runden Holztisch mit vier weißen Stühlen und einer Küchenzeile an der linken Wand, die aus einem Spülbecken, einer Mikrowelle und einem offenen Regal mit Tellern, Gläsern und Besteckkorb besteht. Weiß getünchter Holzboden, helle Wände, Schwarzweißfotografien mit Pariser Motiven an den Wänden. Hell, schlicht und modern.

»Echt schön hier.« Meine Tochter lässt sich zufrieden auf die Schlafcouch plumpsen. Ihr Bruder tut es ihr gleich.

»Finde ich auch«, erwidere ich. »Aber ein bisschen frische Luft könnte nicht schaden.« Ich gehe zum Fenster und kippe es, weil ich unbedingt Sauerstoff brauche. Anschließend stelle ich meinen Rucksack ab, krame meine Wasserflasche aus der Handtasche und trinke ein paar Schlucke. Ich bin nervös, spüre, dass die Angst in mir lauert.

»Habt ihr auch so großen Hunger?«, höre ich Clemens' Stimme, der bereits im Nebenzimmer verschwunden ist.

»Riesenhunger!«, ruft unser Sohn.

»Ich auch«, stimmen meine Tochter und ich zu.

»Dann geht noch mal schnell aufs Klo und wascht euch die Hände. Danach ziehen wir los«, ruft Clemens zu uns rüber.

»Geht ihr zuerst«, sage ich zu den Kindern, »ich will erst noch meinen Kulturbeutel auspacken.« Ich betrete den Nachbarraum, in dem sich ein großes Doppelbett mit einer dunkelblauen Tagesdecke befindet. Daneben stehen zwei kleine runde Nachttischchen. Das ist alles. Clemens hat unseren großen Koffer auf die rechte Bettseite gehievt und kramt darin.

Ich gehe zu ihm und nehme meinen Kulturbeutel aus dem Koffer. Mir ist flau im Magen. Aber nicht vor Hunger. *Verdammt noch mal, jetzt habe ich endlich diesen schrecklichen Zug und die Metro hinter mir und fühle mich immer noch schlecht*, denke ich frustriert. Ich hole mein Deo heraus, schlupfe mit der Hand unter meinen Pullover und verteile es unter den Achseln. Es ist verrückt: Wenn ich es nicht gerade selbst erleben würde, könnte ich es nicht glauben. Ich mache Urlaub in einer Metropole und fühle mich trotzdem gefangen. Gefangen an einem Ort, der so weit weg ist von alldem, was für mich Sicherheit bedeutet. Es ist wie damals mit Miri im Wald. Paris fühlt sich gerade wie eine Bedrohung an. Ich stelle den Kulturbeutel auf meinen Nachttisch und trete ans Fenster. Sehe die breite Straße, die wir eben mit dem Bus raufgekommen sind, die mehrstöckigen Gebäude, die sie säumen, einen kleinen Gemüseladen mit bunter Auslage und Menschen aus unterschiedlichen Kulturkreisen. Das Haus liegt auf einem Hügel und ich kann weit in die Ferne blicken. Auf eine riesige, fremde Stadt. Unendlich weit – so scheint es mir zumindest gerade – von zu Hause entfernt. Mein Brustkorb ist eng. Ich kippe das Fenster. Atme ein und aus.

Ich weiß, dass ich ganz tief in mir Angst vorm Tod habe. Am liebsten würde ich allen Risiken dieser Welt aus dem Weg gehen, um nicht sterben zu müssen. Aber was für ein Leben würde dann übrigbleiben? Eines, bei dem ich nur noch zu Hause und im nächsten Umkreis meines Wohnortes bleiben kann?

Ist es nicht das Schönste am Leben, neue Dinge zu entdecken? Die Welt zu bereisen und kennenzulernen? Mit allen Sinnen neue Erfahrungen zu machen? Menschen zu begegnen, andere Länder zu sehen, fremdes Essen zu probieren, im Meer zu schwimmen oder auf Berggipfel zu klettern?

Will ich auf all das verzichten, um zu Hause, »in Sicherheit«, zu sein? Bin ich dann nicht schon tot, obwohl ich noch lebe?

»Schatz, bist du fertig?«, höre ich Clemens' Stimme hinter mir und spüre, wie sich seine Hände auf meine Schultern legen.

»Ja.« Ich drehe mich um und schlinge meine Arme um seinen Hals. Während ich mich fest an ihn drücke, wird mir bewusst, dass ich gerade nirgendwo anders auf dieser Welt sein will als hier in Paris. Trotz der Angst.

17. APRIL

Meine Finger graben eine Kuhle und schieben die überschüssige Erde zur Seite. Dann buddeln sie weiter, das Loch muss noch größer und tiefer werden. Als ich mit dem Ergebnis zufrieden bin, klopfe ich meine Hände ab. Sie sind schmutzig und unter den Nägeln hat sich schwarze Erde gesammelt. Es wird nicht leicht sein, sie nachher wieder sauber zu bekommen. Trotzdem würde ich niemals freiwillig Handschuhe bei der Gartenarbeit tragen. Denn ich liebe das Gefühl, mit beiden Händen in frischer, lockerer Erde zu graben. Es fühlt sich nach Kindheit an, nach Geborgenheit, und erinnert mich an die Momente, als ich gedankenversunken mit meinem Großvater in seinen Gewächshäusern neue Pflanzen einsetzte. Damals war ich eins mit mir und der ganzen Welt. Da gab es nur mich, die feuchte Erde, ihren torfigen Duft und meine Hände, die genau wussten, was sie taten.

Ich nehme das Schnittlauchpflänzchen, das neben mir auf dem Rasen steht, und setze es in die Kuhle. Daneben warten noch weitere Kräuter darauf, in die Erde zu kommen. Heute ist Sonntag, Clemens ist mit den Kindern im Zoo, und ich habe ausreichend Zeit, mein neues Beet zu bepflanzen. Gestern waren wir mit der gesamten Familie in der Gärtnerei und im Baumarkt und haben Erde, Randsteine, Beton und Pflanzen gekauft. Anschließend hat sich Clemens gemeinsam mit unserem Nachbarn Sven, einem geübten Handwerker, an die Arbeit gemacht. Abends war das Werk vollbracht. Ein neues Beet, begrenzt mit Natursteinen.

Die Idee mit dem Kräuterbeet ist mir vor drei Tagen auf der Rückfahrt von Paris gekommen. Ich saß im TGV, sah aus dem Fenster und dachte über die letzten Tage nach. Sie waren wundervoll und fordernd zugleich gewesen. Es hatte viele Momente gegeben, die ich aus vollem Herzen genießen konnte, zum Beispiel den Abend in dem gemütlichen mexikanischen Restaurant im Quartier Latin, als Clemens und ich mit Mojitos anstießen, und unsere Kinder, die zu Hause nie freiwillig etwas Neues probieren, geschweige denn gerne Gemüse essen, mit großem Genuss einen vegetarischen Burrito mit Guacamole verspeisten. Oder der Moment auf der Seine, als endlich die Anspannung, weil ich auf einem Boot gefangen war, von mir abfiel und wir bei strahlendem Sonnenschein den Eiffelturm vom Wasser aus bewunderten. Oder der Bummel durch die Gässchen von Montmartre mit den hübschen kleinen Lädchen. Aber es gab auch viele schwierige Momente. Jede Metrofahrt kostete Kraft, auch wenn meine Angst von Fahrt zu Fahrt kleiner wurde. Und auch im Louvre und in den Galeries Lafayette fühlte ich mich unwohl und behielt die Notausgänge im Blick. Auf den Eiffelturm schaffte ich es gar nicht. Die Vorstellung, mit dem kleinen, engen Aufzug dort hinaufzufahren und danach auch noch dicht gedrängt auf der Aussichtsplattform zu stehen, machte mir panische Angst. Bilder zuckten durch meinen Kopf, wie ich dort oben, vor all den Menschen, hysterisch schreiend zusammenbreche. So blieb ich unter dem Vorwand, zu starke Höhenangst zu haben, unten. Was auch der Wahrheit entsprach, nur dass dies nicht der einzige Grund war.

Als ich den TGV für die Rückfahrt bestieg, war ich dank meiner Suggestionsübungen, die ich in Paris jeden Abend vorm Einschlafen weitergemacht hatte, nur ein wenig nervös und angespannt. Als sich die Türen schlossen, meldete sich die Angst. Doch dann setzte ich mir meine Kopfhörer auf und hörte Musik. Von Minute zu Minute ging es mir besser, und ich konnte die Fahrt zwischendurch sogar ein paar Momente lang genießen. Beim Blick aus dem Fenster kam mir schließlich der Gedanke, dass ich mir eine Belohnung verdient hatte. Etwas, das mir guttat und das ich mir schon lange wünschte. Und so kam mir die Idee mit dem Kräuterbeet. Ich erzählte Clemens noch im Zug davon, und er fand sie gut.

Wieder grabe ich eine tiefe Kuhle. Hocke dabei auf allen vieren und spüre, dass die Feuchtigkeit des Rasens an den Knien durch den Stoff meiner Jeans dringt. *Ich hätte mir das Schaumstoffkissen unterlegen sollen*, denke ich. Aber so bin ich nun mal. Wenn mich die Leidenschaft packt, vergesse ich jegliche Form der Vernunft und lege einfach los. Nicht selten habe ich mir schon eine gute Hose oder Bluse versaut, weil ich nicht mehr die Geduld hatte, meine alten Klamotten anzuziehen.

Ich greife zum Rosmarin, setze ihn in die nächste Kuhle, fülle sie mit der umliegenden Erde auf und drücke ihn leicht an. Dann buddele ich das nächste Loch.

Meine Gedanken fliegen wieder nach Paris. Und von dort aus zu Frau Mertens und den fünf Säulen des Lebens. In den letzten Wochen musste ich immer wieder an sie denken. An meinen Job, meine Mutter, an Clemens und mich. Ich weiß, dass ich nicht mehr so weitermachen kann. Die Augen verschließen und einfach so tun, als sei alles in Ordnung.

Laut seufzend setze ich mich auf meine Fersen und betrachte das Beet. Acht Pflänzchen in frischer Erde, jedes mit genügend Raum zum Wachsen. Ich zupfe eine Nadel vom Rosmarin ab, reibe sie zwischen meinen Fingern und schnuppere daran. Ein intensives Aroma, das mich an Nadelwald erinnert, steigt in meine Nase, und ich freue mich schon jetzt auf die Rosmarinkartoffeln mit Olivenöl, die ich bald aus unserem Backofen herausholen werde.

*

Als ich etwas später oben im Badezimmer in den Spiegel schaue, muss ich schmunzeln. Die Frau, die mir entgegenblickt, erinnert mich an das kleine Mädchen, das ich einmal war. Ihr Haar ist zerzaust und sie hat zwei dunkle Streifen auf der Stirn, die vermutlich entstanden sind, als ich mit der schmutzigen Hand ein paar runtergefallene Haarsträhnen weggewischt habe. Ihre Wangen sind gerötet und ihre Augen glänzen. Ich lächle ihr zu, drehe mich um, öffne die Dusche und gehe hinein. Meine Beine sind schwer, meine Arme auch. Welch herrliches Gefühl, nach getaner Arbeit schmutzig und erschöpft zu sein. Ich drehe die Brause voll auf und spüre, wie heißes Wasser über meinen Kopf und von dort aus über meinen Rücken und den gesamten Körper rinnt. Von meinen Händen löst sich die Erde und zieht als dunkle Spur durch die weiße Duschwanne Richtung Abfluss. Ich schließe die Augen und konzentriere mich auf das Prasseln auf meinen Haaren und auf meiner Haut. Die Hitze dringt durch die oberen Hautschichten bis zu meinen Muskeln vor. Von Wärme umhüllt, fühle ich, wie alle Anspannung nach und nach aus meinem Körper weicht.

Ich habe heute etwas Neues begonnen. Und ich weiß, dass mein Kräuterbeet erst der Anfang ist.

22. APRIL

»Gibt's was zu feiern?«, fragt Clemens und schaut mich überrascht an, als er das Wohnzimmer betritt. Freitags liest er den Kindern immer die Gutenachtgeschichte vor, damit sie ihren Papa auch mal für sich alleine haben. Während er oben war, habe ich die Kerzen auf dem Couchtisch angezündet, ein paar Schalen mit Knabberzeug und Oliven bereitgestellt und meine Lieblingsmusik angemacht.

»Wer weiß«, sage ich geheimnisvoll, während ich Rotwein in unsere besten Gläser fülle.

»Ich hab aber nichts vergessen, oder?«, fragt Clemens unsicher. »Unser Hochzeitstag ist erst im August.«

»Nein, keine Sorge«, sage ich schmunzelnd. Ich gehe auf ihn zu, umarme ihn und küsse ihn auf den Mund. »Ich dachte nur, wir lassen heute einfach mal den Fernseher aus und machen es uns ein bisschen gemütlich. Trinken ein Gläschen, kuscheln und plaudern ein wenig.«

»Klingt gut.« Clemens grinst und schiebt seine Hände unter meinen Pullover. »Besonders der Teil mit dem Kuscheln.«

»Stopp.« Ich umfasse seine Handgelenke, um sie am weiteren Hochwandern zu hindern. »Das vertagen wir auf später.«

»Schade.« Grummelnd lässt er sich aufs Sofa fallen. Ich setze mich neben ihn und nehme mein Glas in die Hand: »Auf uns.«

»Auf uns.« Mit einem klangvollen Klirren lassen wir unsere Gläser aneinanderstoßen. Ich schließe meine Augen und genieße den ersten Schluck. Der Wein hat genau die richtige Temperatur und schmeckt fruchtig, nach Beeren.

»Mm, lecker«, ich spüre, dass mein Herz schneller pocht, bin nervös. »Erzähl mal, wie war denn so deine Woche?«, frage ich meinen Mann, um ein bisschen Zeit zu gewinnen. Ich bin noch nicht bereit für das Gespräch, das ich gleich mit ihm führen muss.

Er schnappt sich eine schwarze Olive, steckt sie in den Mund, kaut genüsslich und lehnt sich zurück. Dann beginnt er zu erzählen. Ich höre nur mit halbem Ohr zu, es fällt mir schwer, mich auf seine Worte zu konzentrieren. Denn ich überlege fieberhaft, wie ich gleich die Überleitung hinbekommen soll. Schon seit Tagen führe ich ständig Dialoge mit Clemens in meinem Kopf. Beim Duschen, an der roten Ampel, beim Wäscheaufhängen, auf dem Klo. Aber jetzt verlässt mich mehr und mehr der Mut. Ich trinke zwei große Schlucke und hoffe, dass der Alkohol meine Nervosität dämpft. Clemens nimmt ebenfalls sein Glas und trinkt. Nachdem er es wieder abgestellt hat, greift er nach meiner Hand.

»Boah«, sagt er erschrocken, »Mann, hast du kalte Hände. Frierst du?«

Ich schaue auf meine Füße, die in meinen pinken Birkenstocksandalen stecken und weiß, dass es jetzt kein Zurück mehr gibt.

»Nein«, murmle ich.

»Alles okay?« Clemens drückt meine kalte Hand.

»Nicht wirklich.« Ich spüre, dass mein Hals eng wird und Tränen in meine Augen steigen.

»Was ist los?« Die Stimme meines Mannes klingt bei Weitem

nicht mehr so gelassen wie sonst. Ich blicke auf und sehe in ein sehr ernstes Gesicht. In Clemens' Augen flackert etwas, von dem ich nicht genau weiß, ob es Sorge oder Angst ist.

»Mir geht es schon ziemlich lange schlecht«, bringe ich gerade noch so heraus und fange an zu schluchzen.

Clemens zieht mich an sich und nimmt mich in den Arm. Ich spüre seine Wärme, nehme seinen unverkennbaren Clemens-Geruch wahr und drücke meinen Kopf schluchzend an seine Schulter. Während ich weine, spüre ich, wie Clemens immer wieder sanft über meinen Rücken streicht. Irgendwann lassen die Tränen nach und ich fühle mich leichter.

»Hast du ein Taschentuch?«, frage ich, hebe meinen Kopf und sehe, dass ich eine schwarze Mascaraspur an seiner rechten Schulter hinterlassen habe.

»Hier.« Er zieht eines aus seiner Jeanstasche und gibt es mir. Ich wische meine Augen ab und schnäuze mir die Nase.

»Kannst du jetzt reden?« Clemens greift wieder nach meiner Hand, die inzwischen nicht mehr ganz so kalt ist.

»Ja.« Ich nicke. »Also, angefangen hat alles letztes Jahr im August …« Und dann erzähle ich Clemens die ganze Geschichte. Von der Panikattacke im Zug. Von der Angst, die immer größer wurde. Von den Tabletten. Von Frau Althoff und Frau Mertens. Und von den fünf Säulen. Davon, dass ich meinen Job kaum noch aushalte, dass ich mich ständig abgehetzt fühle und dass mich die Situation mit meiner Mutter sehr belastet. »Ich habe das Gefühl, dass irgendwie alles außer Kontrolle geraten ist. Nachts liege ich oft lange wach und kann nicht mehr einschlafen, weil ich nicht weiß, wie ich das alles schaffen soll«, beende ich meinen Bericht.

»Oh Mann.« Clemens fährt sich mit der Hand durchs Haar. »Warum hast du denn nichts gesagt?«

Ich schaue wieder auf meine Hausschuhe. Es ist nicht leicht, die richtigen Worte zu finden. »Ich weiß nicht«, sage ich schließlich. »Ich glaube, weil ich lange Zeit selbst nicht kapiert habe, was los ist. Das habe ich eigentlich erst durch das Säulenmodell so richtig verstanden. Das war alles ein schleichender Prozess.«

»Aber warum hast du mir nichts von der Angst erzählt? Hast du denn kein Vertrauen zu mir?« Clemens' Stimme klingt vorwurfsvoll.

Ich muss schlucken.

»Was meinst du, was mir in den letzten Monaten alles durch den Kopf gegangen ist? Ich habe mir echte Sorgen gemacht. Aber du hast ja sämtliche Gesprächsversuche abgeblockt und immer behauptet, alles sei in bester Ordnung. Dabei habe ich ganz genau gespürt, dass irgendwas nicht stimmt …« Er sieht mich an. Seine Augen sehen traurig und verletzt aus. Erst jetzt wird mir klar, wie unfair es war, Clemens so lange auszuschließen.

»Es tut mir leid«, sage ich und lege meine Hand auf sein Knie. »Ich hätte schon viel früher mit dir sprechen müssen. Aber ich habe mich einfach fürchterlich geschämt. Ich wollte nicht, dass du denkst, dass ich nicht ganz richtig im Kopf bin. Das mit der Angst ist echt schwer zu verstehen. Ich finde es ja selbst oft total verrückt. Mein Kopf weiß genau, dass die Angst unbegründet ist, und ich kann trotzdem nicht in den engen Aufzug steigen, der zum Eiffelturm rauffährt, weil mein ganzer Körper so reagiert, als sei ich in Todesgefahr.«

»Ach, Maus.« Er zieht mich zu sich, schlingt seine Arme um

meinen Oberkörper und drückt mich fest an seine Brust. »Ich bin doch kein Vollidiot. Ich weiß, dass es Menschen mit Angststörungen gibt. Und wenn du mir das erklärt hättest, hätte ich es auch verstanden. Du musst endlich damit aufhören, immer alles nur mit dir alleine auszumachen …«

Ich bekomme schon wieder feuchte Augen. Jetzt, da alles raus ist, kann ich selbst nicht mehr verstehen, warum ich so lange geschwiegen habe. Während ich meinen Tränen freien Lauf lasse, spüre ich Clemens' Hand, die mich beruhigend streichelt.

»Ab jetzt bist du ehrlich zu mir«, murmelt er irgendwann. Seine Stimme klingt belegt. »Versprich mir das.«

Ich schaue Clemens an. »Ehrenwort.« Meine Lippen nähern sich seinen und wir küssen uns, erst sanft, dann immer leidenschaftlicher. In meinem Bauch wird es angenehm warm und diesmal habe ich nichts dagegen, dass sich seine Hände unter meinen Pullover schieben.

*

»Wie geht es jetzt weiter?«, fragt Clemens eine ganze Weile später. Wir liegen eng umschlungen auf unserem Sofa, nur von einer Decke umhüllt. Es tut gut, seine Haut zu spüren, die Wärme und Stärke, die von ihm ausgeht. Schon bei unserer ersten Begegnung, vor über vierzehn Jahren, habe ich mich bei ihm sicher und geborgen gefühlt. Ich wusste sofort, dass er einer von den guten Jungs ist. Einer von denen, die bleiben und sich nicht nach der ersten Nacht wieder davonstehlen, um weitere Trophäen zu jagen.

»Ich weiß es nicht, nur, dass sich etwas ändern muss.«

»Willst du, dass ich mir wieder einen Job hier in der Nähe suche?« Clemens streicht über mein Haar.

»Ja und nein. Ich fühle mich oft einsam. Und überfordert. Mein Job, meine Mutter, die Kinder, das Haus, der Garten – das alles ist verdammt viel. Aber ich weiß ja auch, dass dieser Job eine große Chance für dich ist. Ich will dir das nicht kaputt machen.«

»Na ja«, Clemens räuspert sich. »Ich wollte den Job unbedingt haben, weil er ein echtes Karrieresprungbrett ist, und bin auch echt froh, dass du einverstanden warst. Aber es ist ja nicht so, dass das alles nur cool ist. Es ist oft verdammt stressig und abends hocke ich dann alleine in meiner Bude … Ich vermisse dich und die Kinder. Und ich frage mich in letzter Zeit immer wieder, ob ich bei den Kindern nicht zu viel verpasse. Jetzt sind sie noch klein und brauchen uns. Aber das geht alles so verdammt schnell und in ein paar Jahren sind sie aus dem Haus.«

»Wärst du denn bereit, was anderes zu suchen?«

»Klar«, sagt er, ohne zu zögern. »Jetzt, wo ich weiß, wie schlecht es dir in den letzten Monaten ging, erst recht. Du und die Kinder, ihr seid mir viel wichtiger als mein Job.« Clemens küsst mich auf die Stirn. »Aber es wird sicherlich dauern, bis ich was Neues gefunden habe. Das geht nicht von heute auf morgen.«

»Ich weiß.« Ich seufze. »Könntest du deinen Chef nicht noch mal fragen, ob du Homeoffice machen kannst?«

»Das kannst du vergessen. Du weißt doch, was für ein Kontroletti der ist. Da handle ich mir unter Garantie wieder eine Abfuhr ein.«

»Bitte probier's trotzdem noch mal«, sage ich und lege meinen Kopf an Clemens' Schulter. »Vielleicht klappt's ja doch.«

»Okay«, murmelt er leise in mein Ohr. »Ich versuch's.«

28. APRIL

»Ich habe mich endlich an eine Säule rangetraut«, berichte ich Frau Mertens und spüre, noch während ich es ausspreche, wie stolz mich das macht. Wie immer, wenn wir uns sehen, sitzen wir im Therapiezimmer: ich auf dem braunen Ledersessel mit Blick Richtung Fenster, Frau Mertens mir gegenüber. Es ist das erste Mal, dass ich die Säulen erwähne, seit mir Frau Mertens den Zettel gegeben hat. Anders, als ich es erwartet hatte, ist sie nicht wieder auf das Thema zu sprechen gekommen. Sie hat es mir in jeder Sitzung überlassen, worüber wir reden.

»Wunderbar.« Frau Mertens' sonst so strenger Blick bekommt etwas Mildes. »Erzählen Sie mal. Welche Säule war es?«

»Die **Sozialen Beziehungen**. Ich habe letzten Freitag mit meinem Mann gesprochen. Er weiß jetzt von meiner Angst. Und auch, dass ich keine Wochenendbeziehung mehr will.«

»Und wie kam es dazu?« Frau Mertens' Augenbrauen heben sich neugierig. Während ich ihr von meinem Gespräch mit Clemens berichte, spüre ich die warmen Sonnenstrahlen, die durch die Scheibe fallen, auf meinem Gesicht.

»Und wie fühlen Sie sich jetzt?«, fragt meine Therapeutin, als ich fertig bin.

»Total erleichtert.« Ich stoße einen tiefen Seufzer aus.

»Was denken Sie, warum haben Sie so lange gezögert?«

Ich betrachte den Baum im Vorgarten, der inzwischen grüne Blätter trägt, und denke nach. »Ich glaube, es lag daran, dass

Clemens lange darauf hingearbeitet hat, diesen Job zu bekommen. Ich wollte ihm das nicht zerstören.«

»War die Wochenendbeziehung denn etwas, das Sie selbst auch wollten?«, fragt Frau Mertens und öffnet das Notizbuch, das auf ihrem Schoß liegt.

»Eigentlich nicht, aber ich wollte es Clemens zuliebe versuchen.«

»Und wie sah die Realität aus? Hat Ihnen der Alltag alleine gefallen?«

»Anfangs fand ich die Vorstellung gar nicht schlecht, auch mal ein bisschen Zeit für mich zu haben. Abends einfach einen Film zu gucken, ohne mich mit Clemens abzustimmen, oder in Ruhe ein Buch zu lesen. Aber im Endeffekt kam es fast nie dazu. Wenn die Kinder im Bett waren, habe ich noch aufgeräumt oder mich hingesetzt und Konzepte geschrieben. Auch abends mal spontan mit einer Freundin wegzugehen, war kompliziert, weil ich immer einen Babysitter organisieren musste. Schlussendlich hatte ich keine Vorteile, aber viel mehr Arbeit als früher.«

»Das klingt sehr unbefriedigend. Wollten Sie nicht gerne etwas an der Situation verändern?«

»Ach, erst dachte ich, das muss sich alles ein bisschen einpendeln, dann wird das schon. Und später hatte ich das Gefühl, es liegt an mir, dass ich nicht gut genug organisiert bin. Ich dachte, ich muss mich einfach mehr anstrengen.«

»Und wurde es dadurch besser, dass Sie sich mehr angestrengt haben?« Frau Mertens schiebt ihre Brille, die etwas nach vorne gerutscht ist, wieder zurück.

»Na ja, ich habe schon alles hinbekommen. Aber es hat mich

ziemlich viel Kraft gekostet. Und ich habe mich oft einsam gefühlt. Und leer.«

»Haben Sie diese Gefühle irgendwann mal Ihrem Mann gegenüber erwähnt?«

»Nein, ich wollte nicht schwach wirken.«

»Warum nicht?«

Ich stocke. Es fällt mir schwer, darüber zu sprechen. »Weil ich mich dafür schäme«, sage ich und spüre, dass meine Wangen rot werden. »Ich möchte immer gerne alles richtig machen. Und wenn mir das nicht gelingt, fühle ich mich wie eine Versagerin.« Mein Hals wird rau und ich fühle einen Kloß darin. »Ich habe dann das Gefühl, nicht liebenswert zu sein.«

»Verstehe.« Frau Mertens nickt. »Haben Sie eine Idee, wo diese Gefühle herkommen könnten?«

Ich denke kurz nach und schüttele den Kopf. »Ich weiß es nicht.«

»Durften Sie vielleicht als Kind nicht schwach sein? Gab es dann Kritik von Ihren Eltern?«

»Nein, gar nicht. Im Gegenteil. Wenn ich geweint habe, waren sie sehr liebevoll und haben mich getröstet. Zum Beispiel, wenn ich mal wieder ein Diktat verhauen hatte, weil ich eine Rechtschreibschwäche habe. Sie haben dann immer gesagt, dass das nicht schlimm sei. Aber ich habe mich trotzdem dumm und minderwertig gefühlt.«

»Wo könnte dieser überhöhte Anspruch an Sie selbst sonst herkommen? Erinnert Sie dieses Verhalten an irgendjemanden?«

Ich beobachte eine Amsel, die draußen auf dem Baum von Ast zu Ast hüpft und überlege.

»Ich glaube, ich ähnle da meinem Vater«, sage ich und schaue wieder zu Frau Mertens. »Er hat extrem viel gearbeitet und alles, was er angepackt hat, musste perfekt sein. Hilfe hat er gar nicht gerne angenommen. Außerdem hatte er häufig Existenzängste, die aus meiner heutigen Sicht unbegründet waren. Aber als Kinder wussten wir das natürlich nicht. Wir waren abends immer auf der Hut, wenn er gestresst von der Arbeit nach Hause kam. Und ich weiß noch genau, wie viel Mühe ich mir bei allem gegeben habe und alles richtig machen wollte, damit sich mein Vater nicht noch mehr Sorgen macht.«

Ein kurzes Schweigen entsteht und ich bin erstaunt, mit welcher Klarheit ich jetzt Dinge sehe, die mir vorher gar nicht bewusst waren.

»Mm.« Frau Mertens senkt den Blick und schreibt etwas in ihr Notizbuch. Als sie wieder aufblickt, fragt sie: »Haben Sie Ihrem Mann gegenüber manchmal Wut verspürt?«

»Ja, schon«, erwidere ich. »Ab und zu.«

»In welchen Situationen?«

»Meist, wenn mir alles zu viel wurde. Zum Beispiel, wenn ich bis spätabends aufgeräumt habe und wusste, dass Clemens sich gerade einen schönen Abend mit Kollegen macht. Oder wenn ich am Wochenende noch ein Konzept schreiben musste und Clemens mit den Kindern einen Ausflug unternommen hat. Dann fand ich das alles furchtbar ungerecht, weil Clemens immer die schönen Dinge abbekam.«

Frau Mertens notiert sich wieder etwas. »Und was haben Sie dann gemacht?«

»Na ja«, erwidere ich. »Ich habe mich innerlich zur Ordnung gerufen und mir gesagt, dass ich kein Recht darauf habe, auf

Clemens sauer zu sein. Schließlich ist es in unserer jetzigen Situation völlig normal, dass ein Großteil der Arbeit an mir hängen bleibt. Dafür kann er nichts. Und wenn er am Wochenende da ist, packt er ja auch mit an. Außerdem kann ich wohl kaum von ihm erwarten, dass er jeden Abend allein zu Haus bleibt. Und dafür, dass ich oft noch am Wochenende Konzepte schreiben muss, kann er erst recht nichts. Eigentlich war ich danach mehr wütend auf mich selbst, weil ich so kleinlich und unfair war.« Während ich die Worte ausspreche, beginnt mein Herz schneller zu schlagen. Ich versuche, ruhig zu atmen. Auch, um den unangenehmen Druck, den ich im Magen spüre, wieder loszuwerden.

Frau Mertens' Kugelschreiber fliegt abermals über die linierten Seiten. *Ich würde zu gerne wissen, was sie gerade aufschreibt*, denke ich, nicht zum ersten Mal.

»Wie war das früher in Ihrer Kindheit, waren Sie da auch manchmal wütend?«, fragt sie und blickt kurz auf.

»Ja, als ich klein war, oft. Ich war sehr aufbrausend, genau wie mein Vater.« Ich rutsche ein wenig nach vorne, um eine bequemere Sitzposition zu erlangen. »Aber heute verspüre ich kaum noch Wut. Und wenn, habe ich sie meist gut unter Kontrolle. Darüber bin ich ehrlich gesagt auch ziemlich froh.«

»Das kann ich gut verstehen.« Frau Mertens lächelt. »Wutanfälle sind ja auch in der Regel nicht zielführend. Allerdings …«, sie hebt den rechten Zeigefinger in die Höhe, »ist Wut an sich kein schlechtes Gefühl. Im Gegenteil, alle Gefühle, die wir haben, sind gut und haben ihre Berechtigung, auch wenn manche von ihnen, wie die Wut, ein schlechtes Image besitzen.«

»Was soll denn an Wut gut sein?«, frage ich stirnrunzelnd.

»Na ja, wenn wir Wut spüren, ist das ein eindeutiges Indiz dafür, dass etwas nicht in Ordnung ist. Dass wir zum Beispiel verletzt wurden oder jemand unsere Grenzen missachtet hat. Wut ist unsere Veränderungsenergie, die uns die Kraft gibt, uns gegen Missstände und Ungerechtigkeiten zu wehren. Deshalb ist es auch nicht sinnvoll, sie zu verdrängen oder sich die Dinge schönzureden. Stattdessen sollten wir auf sie hören und handeln. Ideal ist es natürlich, wenn es uns gelingt, unseren Ärger im Zaum zu halten und ruhig über alles sprechen. Manchmal lässt es sich aber auch nicht vermeiden, dass es laut kracht.«

»Da haben Sie sicherlich recht«, stimme ich Frau Mertens zu. »Trotzdem hasse ich laute Konflikte.«

»Könnte das auch ein Grund sein, weshalb Sie so lange nicht mit Ihrem Mann über die Wochenendbeziehung gesprochen haben? Weil Sie einem Streit mit ihm aus dem Weg gehen wollten?«, kommt sie auf unser ursprüngliches Thema zurück.

»Ja, ganz sicher sogar. Ich wollte nicht, dass Clemens sauer auf mich ist, wenn ich ihm sage, dass er wieder zurückkommen soll.« Ich mache eine kurze Pause. »Aber noch mehr hatte ich Angst davor, dass er nein zu meinem Wunsch sagt. Die Vorstellung, vielleicht zurückgewiesen zu werden, war schrecklich.«

Frau Mertens legt den Kugelschreiber auf ihr Buch und schaut mir direkt in die Augen. »Sie haben also Angst vor Konflikten und davor, von anderen abgelehnt zu werden. Deshalb versuchen Sie, es Ihrem Gegenüber möglichst recht zu machen und stellen Ihre eigenen Bedürfnisse hintan. Und wenn Sie Wut verspüren, was eher selten passiert, unterdrücken Sie diese, weil Sie sie für unangemessen halten beziehungsweise keinen Streit riskieren wollen. Habe ich das so richtig verstanden?«

»Ja«, ich nicke. »Das trifft es genau.«

»Das ist ein ziemlich häufiges Muster.« Frau Mertens klopft mit der Spitze ihres Kugelschreibers auf das Notizbuch. »In der Psychologie nennen wir es ein überangepasstes Verhalten. Menschen mit diesem Muster sind überwiegend sehr harmoniebedürftig und konfliktscheu. Sie wollen andere zufriedenstellen und passen sich an. Allerdings über ein Maß hinaus, das für sie gut ist. Denn um die Harmonie aufrechtzuerhalten, müssen sie ständig ihre eigenen Bedürfnisse hintanstellen oder sogar ganz unterdrücken. Sie verleugnen damit immer mehr sich selbst. Das führt zu inneren Konflikten und zu Stress, sodass die Psyche mehr und mehr unter Druck gerät. Überangepasste Menschen grenzen sich zu wenig ab, äußern ihre Meinung nicht offen, sagen zu selten ›nein‹ und unterdrücken negative Gefühle wie Wut. Viele von ihnen brennen irgendwann aus, landen also im Burnout oder entwickeln Ängste. Und wenn dann noch perfektionistische Ansprüche dazukommen, verschärft sich die Situation. Denn niemandem von uns gelingt es, auf Dauer perfekt zu sein.«

Ich schweige. Muss erst einmal all das, was ich gerade gehört habe, sacken lassen. »Das trifft alles zu hundert Prozent auf mich zu«, sage ich schließlich leise.

»Und wissen Sie, welches Muster dieser Überanpassung zugrunde liegt?«

Wieder entsteht eine kleine Pause.

»Vermeidung«, erwidere ich und habe das Gefühl, dass gerade eine Glühbirne in meinem Kopf angegangen ist, die eine dunkle Stelle beleuchtet.

»Genau. Überangepasste Menschen leben in einer Dauervermeidung. Sie versuchen, unangenehmen Situationen aus dem Weg zu gehen und vermeiden möglichst alles, was zu Konflikten führt. Ziel und Zweck dieser Vermeidung ist es, unangenehme Gefühle, wie zum Beispiel Enttäuschung, Ablehnung oder Scham, nicht spüren und aushalten zu müssen. Eine Strategie, die sie zwar erfolgreich vor emotionalen Verletzungen schützt, im Umkehrschluss aber auch bedeutet, dass sie es immer allen anderen recht machen müssen, um bloß nirgendwo anzuecken. Mit dem Ergebnis, dass sie mehr und mehr ein Leben führen, das sie gar nicht wollen. So werden sie zu Gefangenen in einem Käfig, den sie selbst erschaffen haben.«

»Verrückt«, sage ich, überwältigt von alledem, was ich gerade gehört habe.

»Insofern war es sehr gut und wichtig, dass Sie offen mit Ihrem Mann über Ihre Bedürfnisse gesprochen haben.«

»Es war zum Glück gar nicht schlimm.«

»Ja, oft malen wir uns die Konsequenzen viel dramatischer aus, als sie es in der Realität sind. Wenn wir Probleme frühzeitig ansprechen, solange die Vernunft noch die Oberhand hat, kommt es meist gar nicht erst zu Streit. Aber selbst wenn es mal lauter wird, ist das nicht schlimm, sofern wir nicht abwertend oder verletzend werden. Denn jeder Konflikt birgt die Chance, dass wir negative Gefühle, die schon länger in uns schwelen, loslassen und für das Problem eine Lösung finden können. Wenn wir Konflikte scheuen und ständig unsere Gefühle unterdrücken, gehen wir in die Vermeidung und in die Verdrängung. Aber negative Gefühle, die wir verdrängen, verschwinden dadurch nicht. Sie wollen gefühlt und verarbeitet werden. Deshalb melden sie sich immer mal wieder. Erst leise –

und wenn wir dann immer noch weghören, immer lauter. Und zwar anders, als wir es uns vorstellen, zum Beispiel durch eine Panikattacke im Zug.«

»Dieser Zusammenhang war mir so überhaupt nicht bewusst«, sage ich erstaunt.

»Ja, die Psyche geht oft seltsame Wege, die wir mit unserem logischen Verstand kaum nachvollziehen können. Aber sie handelt immer nur mit dem einen Ziel: uns zu schützen und unser Überleben zu sichern.«

»Puh.« Kraftlos sacke ich in meinem Sessel zusammen. Ich fühle mich wie ein Ballon mit einem riesigen Loch. Jegliche Energie ist binnen Sekunden aus meinem Körper gewichen. »Das war ziemlich viel heute.«

»Ja, das stimmt.« Frau Mertens lächelt. »Aber ich denke, wir sind auch ein gutes Stück weitergekommen. Wir wissen jetzt, dass Sie lernen müssen, Ihre Bedürfnisse in Zukunft besser zu erkennen und für sie einzutreten.«

»Klingt gar nicht so leicht«, erwidere ich matt.

30. APRIL

»Schau mal, Mami, da müssen wir jetzt rauf.« Meine Tochter zeigt auf eine Sprossenleiter, die an einem Baum hinaufführt. Mein Blick wandert nach oben, zu dem Plateau, an dem die Leiter endet. Laut Beschreibung des Kletterwaldes ist dieses drei Meter hoch. Der Hindernisparcours, der sich daran anschließt, soll für Anfänger geeignet sein und bis maximal vier Meter in die Höhe reichen.

»Ich gehe zuerst«, sagt mein Sohn und will bereits losklettern.

»Stopp.« Mein Mann hält ihn an den Schultern fest. »Ich gehe voraus, dann kommt deine Schwester, danach du und zuletzt Mami. So kann euch immer ein Erwachsener helfen, falls jemand Schwierigkeiten bekommt.«

»Okay.« Mein Sohn zeigt sich kompromissbereit und macht einen Schritt zur Seite, um seinen Vater vorzulassen. Clemens nimmt die beiden Karabinerhaken von seinem Klettergeschirr, hakt sie am Sicherungsseil ein und erklimmt die Sprossenleiter. Ich folge ihm mit meinem Blick und muss schmunzeln. Mit dem gelben Helm auf dem Kopf sieht er aus wie Bob der Baumeister. Und wir anderen ebenso.

Vor zwei Jahren waren wir schon einmal hier, doch damals war mein Sohn noch so klein, dass wir uns gemeinsam nur durch das Taka-Tuka-Land für Kleinkinder gehangelt haben, während Clemens und meine Tochter die Hindernisse für Anfänger ausprobierten.

Heute wollen mein Sohn und ich auch höher hinaus. Unser Parcours heißt Fichtelgebirge, umfasst sechs Elemente, ist ab sechs Jahren zugelassen und der Schwierigkeitsgrad angeblich »sehr leicht«. *Das sollte zu schaffen sein*, denke ich, als ich die Sprossenleiter hochklettere. Trotzdem ist mir aufgrund meiner Höhenangst ein wenig mulmig zumute.

»Das macht voll Spaß!«, ruft meine Tochter. Sie und mein Mann haben bereits zwei Elemente hinter sich gebracht.

»Ja, echt cool«, stimmt ihr mein Sohn zu, der gerade das erste Hindernis durchquert.

Ich erreiche das Plateau, das aus schlichten Holzbrettern besteht, die den Stamm einer dicken Eiche umschließen. Ich knie mich darauf und hake beide Karabiner nacheinander im neuen Sicherungsseil ein. Dann stütze ich mich am Baumstamm ab und richte mich vorsichtig auf. Mein Blick fällt nach unten und ich spüre, dass mein Herz sofort schneller schlägt. Mist, das ist verdammt hoch hier. Von unten sah es viel harmloser aus. Ich drücke mich mit dem Rücken an den Baumstamm, um Stabilität zu gewinnen.

»Komm, Mami!«, ruft mein Sohn, der schon im zweiten Element ist. Clemens und meine Tochter stehen auf dem Plateau vor dem vierten Element.

Ich schaue auf das Hindernis, das vor mir liegt, ein schmaler Holzbalken, der links und rechts durch ein Netz gesichert wird. Der Boden darunter ist sehr weit entfernt. Jetzt schlägt mein Herz noch schneller und meine Knie fühlen sich weich an. Ich fühle mich plötzlich total unsicher hier oben. Mir wird schwummrig im Kopf.

»Ich glaube, ich kann das nicht«, rufe ich zurück und höre

selbst, wie ängstlich meine Stimme klingt. »Ich will wieder runter.«

»Schatz. Du schaffst das!,« ruft Clemens zu mir rüber.

»Das ist wirklich ganz leicht«, motiviert mich auch meine Tochter.

»Nein, ich kann nicht.« Meine Knie zittern ein wenig. Wie komme ich hier bloß wieder weg?

»Warte, Mami, ich hol dich!«, ruft mein Sohn. Er hakt seine Karabiner um, klettert durch die beiden Elemente zurück. Jetzt ist er nur noch einen Meter entfernt. Er streckt seine Hand aus. »Ich helf dir.«

»Ja, du schaffst das!«, feuern mein Mann und meine Tochter mich an.

Ich denke an Frau Mertens. Höre ihre Stimme, die sagt: *Es geht nicht darum, keine Angst mehr zu haben. Es geht darum, die Dinge trotz Angst zu tun*.

Ich atme tief ein. Dann greife ich nach der Hand meines Sohnes, setze einen Fuß nach vorne und stehe auf dem Holzbalken.

»Halt dich einfach hier am Netz fest und schau nach vorne, dann ist es nicht schwer.« Er lässt meine Hand wieder los und geht voraus. Der Balken unter uns schwankt ein wenig. Ich folge ihm, den Blick starr nach vorne gerichtet und halte mich krampfhaft am Netz fest.

»Toll, Mami, super!«, jubeln meine Kinder.

Schritt für Schritt taste ich mich vor. Und erreiche schließlich das nächste Plateau. Ich hake die Karabiner um. Lehne mich mit dem Rücken an den Baum und atme tief ein und aus. Geschafft. Mein Herz schlägt immer noch schnell, aber die Angst ist nicht mehr so groß wie eben.

»Geht doch!«, ruft mein Mann und reckt den Daumen nach oben. Er und meine Tochter sind schon beim letzten Element.

»Komm«, sagt mein Sohn und klettert wieder voraus.

Jetzt muss ich über eine Holzbrücke. Zwischen jeder Holzplanke ist eine große Lücke. Links und rechts ist ein Seil gespannt, an dem man sich wie an einem Geländer festhalten kann. Mein Sohn geht locker rüber. Es sieht kinderleicht aus.

Ich folge ihm. Setze meinen Fuß ganz langsam auf die erste Holzplanke, halte mich gut an den Seilen fest.

Noch ein Schritt. Mein Herz schlägt langsamer, meine Knie sind nicht mehr so weich. Beim nächsten Schritt passiert es. Ich blicke nach unten, durch die Lücke zwischen den zwei Holzplatten. Sehe den Boden. Aber mein Kopf bleibt klar. Kein Schwindel. Keine Angst. Noch ein Schritt, dann bin ich beim nächsten Plateau und halte mich am Baumstamm fest. Und dann wage ich es noch mal, den Blick in die Tiefe. Senkrecht nach unten.

Kein Schwindel, kein Herzklopfen. Nichts.

Ich gehe ins nächste Element, wieder eine Art Brücke, doch diesmal sind die Holzplatten rund und so angeordnet, dass man immer etwas schräg laufen muss. Keine Angst, dafür ein Gefühl von Gelassenheit. Ich kann es kaum glauben, ich habe zum ersten Mal in meinem Leben keine Höhenangst. Plötzlich geht es nicht mehr darum, gegen mich und meine Angst anzukämpfen, sondern nur noch darum, mit Geschicklichkeit ein Hindernis zu überwinden. Wie unfassbar leicht das ist.

»Ich habe keine Angst mehr!«, rufe ich meiner Familie zu und kann es immer noch kaum glauben.

2. MAI

»Mensch, Hans-Peter, wir sind hier doch nicht bei der Tagesschau. Wo sind die Emotionen? Wo ist der Skandal? Da muss noch viel mehr Wumms rein«, sagt Stefan, mein Chef, und sieht meinen Kollegen herausfordernd an. »Wir brauchen auf jeden Fall noch ein paar schockierte Stimmen. So nach dem Motto: ›Der war immer solch ein netter Kerl, das hätten wir dem Winzer gar nicht zugetraut.‹ Das übliche Blabla eben. Du weißt schon, was ich meine.«

»Klar«, Hans-Peter nickt. Während er und Stefan weitere Details besprechen, muss ich daran denken, wie sehr sich hier alles in den letzten Jahren verändert hat. Als ich in der Redaktion anfing, war Arne noch mein Chef gewesen. Ein tiefenentspannter Endfünfziger mit grobmaschigen Strickpullovern, der in jeder Besprechung an einem Becher mit dampfendem Tee nippte. Ich mochte Arnes ruhige Stimme, seinen scharfen Verstand und die Art und Weise, wie er uns zu verstehen gab, dass er unsere Arbeit schätzte. Bei ihm herrschte eine offene Gesprächskultur. Er ermunterte uns dazu, konstruktive Kritik zu äußern und verabscheute alles Reißerische. Vier Jahre später wurde er durch Stefan ersetzt, ein Gegensatz, der größer kaum hätte sein können. Stefan war das personifizierte Klischee eines gutaussehenden Yuppies. Mitte dreißig, aufgeknöpfte Hemden, zurückgegeltes Haar. Ihm eilte der Ruf voraus, ein egozentrischer Macho mit diktatorischem Führungsstil zu sein, und diesem Ruf bereitete er alle Ehre. Bereits in der ersten Konferenz machte er uns unmissverständlich klar, dass ab jetzt ein anderer Wind wehen würde und jeder Job auf dem Prüfstand käme. Nach wenigen Wochen erhielten zwei Kollegen die Kündigung. Ihre Arbeit wurde auf uns drei Verbliebene verteilt. In den nächsten Wochen und Monaten änderte sich nach und nach unser Betriebsklima. Die lockere Atmosphäre, die unter Arne geherrscht hatte, wich einer angespannten Stille. Jeder schien irgendwie auf der Hut zu sein. Niemand wollte es riskieren, mit Stefan aneinanderzugeraten, der immer wieder durchblicken ließ, wie leicht wir alle zu ersetzen wären. Meist saßen wir schweigend an unseren Rechnern, gelacht wurde höchstens noch bei einem kurzen Plausch in der Teeküche.

Ich schluckte alles runter, was mir missfiel, und konzentrierte mich darauf, einen guten Job zu machen. Lob gab es dafür kaum. Alles, was gut lief, betrachtete Stefan als selbstverständlich. Kritik hagelte es dafür umso mehr. Auch die vielen Überstunden mussten wir hinnehmen. Wer andeutete, dass er zu viel Arbeit hatte, bekam von Stefan das Gefühl vermittelt, dies würde an schlechter Organisation und dem eigenen Unvermögen liegen. So wurde mein Job mehr und mehr zu einer Belastung, und ich versuchte, mein Glück komplett aus meinem Privatleben zu ziehen. Ab und zu, wenn der Frust mal wieder überhandnahm, setzte ich mich abends, wenn die Kinder im Bett lagen, aufs Sofa und durchforstete die Online-Jobbörsen. Doch schnell schwand mein Mut. Alle Jobs, die in Frage gekommen wären, waren für mich – im wahrsten Sinne des Wortes – nicht erreichbar, weil ich Autobahnen und Schnellstraßen meide und man nicht mit Bus oder Bahn dort hingelangen konnte. So fügte ich mich weiter in mein Schicksal und versuchte, mein Bestes zu geben, um Stefan möglichst wenig Angriffsfläche zu bieten.

Auch inhaltlich habe ich das Gefühl, dass der Job immer weniger zu mir passt, denn ich merke, dass ich mich verändert habe. Früher haben mir alle Themen Spaß gemacht, egal, ob es um einen eskalierenden Nachbarschaftsstreit, den neuen Bachelor oder Last-Minute-Plätzchen zu Weihnachten ging. Heute finde ich vieles zu trivial und würde meine Energie lieber in ernsthaftere Themen stecken, wie das Brustkrebsthema, an dem ich gerade arbeite. Leider eher die Ausnahme.

»Und jetzt zu deinen Frauen«, reißt mich Stefan aus meinen Gedanken. Er fixiert meinen Blick. »Da musst du noch mal ran.«

»Inwiefern?« Ich spüre, dass mein Herz schneller schlägt.

»Die sind viel zu hässlich. Wer will schon so was sehen? Drei von fünf sind fett. Und dann die mit dem Mecki und den vielen Tattoos, die sieht aus wie ein Typ. Ist das 'ne Lesbe oder was? Die junge Blonde und die aus Gonsenheim können bleiben. Den Rest musst du noch mal neu suchen.«

Mir bleibt die Luft weg. Ich kann kaum glauben, was ich da gerade gehört habe. Für Stefan sind unsere Interviewpartnerinnen reines Arbeitsmaterial. Dass sie Menschen mit echten Schicksalen sind, interessiert ihn nicht.

Ich weiß, dass er jetzt da ist, der Moment, in dem ich mich nicht länger wegducken und den Kopf einziehen kann. Wenn ich jetzt nichts sage, wird die Säule mit meinen Werten zu Boden stürzen. Dann habe ich all meine beruflichen Ideale endgültig verraten.

Ich richte mich auf, straffe meine Schultern. Mein Herz hämmert gegen meinen Brustkorb. Mein Mund ist so trocken, als hätte ich seit Tagen nichts mehr getrunken. Trotzdem schaffe ich es, dieses eine Wort auszusprechen:

»Nein.«

»Nein?« Stefan hebt irritiert die Augenbrauen, so als hätte er mich nicht richtig verstanden.

»Ich werde keine anderen Frauen suchen«, sage ich und bin selbst erstaunt, wie fest und ruhig meine Stimme dabei klingt.

Im Raum ist es plötzlich ganz still. Kein Rascheln, kein Hüsteln.

»Es war ein absoluter Gewaltakt, fünf Frauen zu finden, die Brustkrebs hatten und bereit sind, im Fernsehen ihre Amputationsnarben zu zeigen. Ich habe wochenlang gesucht und mit unzähligen Frauen gesprochen, die alle wieder abgesprungen sind. Diese fünf haben sich geöffnet und mir ihre Geschichte erzählt. Sie haben mir ihr Vertrauen geschenkt, und ich werde dieses Vertrauen nicht missbrauchen, indem ich ihnen unter fadenscheinigen Gründen wieder absage, nur weil sie deiner Ansicht nach nicht schön genug sind. Es sind fünf tolle Frauen, die sehr gut die Vielseitigkeit unserer Gesellschaft widerspiegeln. Und davon mal abgesehen, würde ich es niemals schaffen, bis zum Dreh am Freitag drei neue Frauen zu finden. Das ist völlig utopisch.« So, jetzt ist es raus. Jetzt gibt es kein Zurück mehr.

Stefan sieht mich an. Seine Gesichtszüge sind glatt, lassen keinerlei Schlüsse darauf zu, was er gerade denkt. Ich schaue zurück. Halte den Blickkontakt, ohne mit der Wimper zu zucken. Mein Rücken ist gerade und durchgestreckt.

Ein paar Sekunden vergehen. Im Raum ist es immer noch still.

Ich warte darauf, dass Stefans Augen gleich wütend funkeln und er mich anbrüllt. Dass er mich vor versammelter Mannschaft runterputzt wie ein dummes kleines Schulmädchen. Ich atme tief ein und wappne mich gegen das Schamgefühl, das dann wie eine Welle durch meinen Körper schwappen wird.

Stefan blinzelt. Dann senkt er den Blick und beginnt, in dem Papierstapel, der vor ihm auf dem Tisch liegt, zu blättern, so als könne er dort eine wichtige Information finden, die ihm gerade entfallen ist.

Bumm. Bumm. Bumm. Mein Herz hämmert.

Die Stille wabert durch den Raum und scheint allen Sauerstoff zu absorbieren. Mein Brustkorb wird eng und ich kann kaum noch atmen.

Bumm. Bumm. Bumm.

»Na gut«, sagt Stefan wie beiläufig, während er immer noch die Blätter vor sich fixiert. »Aufgrund der Kürze der Zeit belassen wir es dabei.« Seine Stimme klingt ruhig und verrät nichts über seine Emotionen. Er sieht auf und schaut in Ellas Richtung. »Und wie weit bist du mit den ›7 Dating-Tipps für mehr Tinder-Matches‹ gekommen?« Mich würdigt er keines Blickes.

Die Konferenz geht weiter. Ella trägt vor, als sei nichts gewesen. Stefan vermeidet es weiterhin, in meine Richtung zu sehen. Ich fühle mich irgendwie entrückt. So als sei all das hier nicht real, sondern nur eine Fernsehsendung, die ich vom Sofa aus anschaue.

Bumm. – Bumm. – Bumm. Nach und nach beruhigt sich mein Herzschlag. Meine Arme und Beine werden immer schwerer, wie auf den letzten Metern einer anstrengenden Joggingstrecke.

Plötzlich brummt mein Handy, das in meiner Handtasche auf dem Stuhl neben mir liegt. Ich vergewissere mich, dass niemand guckt und greife danach. »Nachricht von Ella«, steht dort. Ich öffne die Nachricht und sehe einen Lachsmiley und einen angespannten Oberarm mit dickem Bizeps. Ich schaue zu meiner Kollegin rüber, die die Nachricht offenbar heimlich unterm Tisch geschrieben hat. Als sich unsere Blicke treffen, grinst sie mir verschwörerisch zu.

3. MAI

Ich breche einen abgeknickten Geranienzweig ab und werfe ihn in den großen runden Gartenabfalleimer. Dann richte ich mich auf. »Fertig«, sage ich und blicke in die strahlenden Augen meiner Tochter. »Das sieht so schön aus, Mami«, sagt sie begeistert. »Finde ich auch«, stimme ich ihr lächelnd zu. »Komm, wir schauen uns mal unser ganzes Werk an.«

Vorsichtig gehe ich voraus über die dicken grauen Steine, auf denen man darauf achten muss, nicht umzuknicken. Meine Tochter folgt mir und wir klettern über die niedrige Steinmauer, die unseren Garten begrenzt, und stellen uns auf den Bürgersteig. Dann betrachten wir unseren Vorgarten. Er ist kaum wiederzuerkennen. Dort, wo heute Morgen noch dunkle Löcher klafften, weil ich die kaputte Azalee und die Kamelie herausgenommen habe, stehen jetzt zwei kleine grüne Bäumchen. Ein Schneeball, der nächsten Winter rosafarbene Blüten tragen wird, und ein Japanischer Spindelstrauch mit hübschen grünen Blättchen und gelbem Rand. Der Indische Flieder ist ordentlich zurechtgestutzt, und in den drei großen weißen Töpfen leuchten pinke und blaue Blüten.

»Das hat so viel Spaß gemacht, Mami«, sagt meine Große, und ich lege meinen Arm um ihre Schultern und drücke sie an mich. »Ja, das finde ich auch.«

Während wir eben gemeinsam die Töpfe bepflanzt haben, kam ich mir vor wie auf einer Zeitreise. Nur mit vertauschten

Rollen. Meine Tochter war das kleine Mädchen, das begeistert in der Erde grub, und ich die Erwachsene, die neben ihr buddelte und alles über Pflanzen erzählte. Welche Erde sie brauchen und wie viel Licht und warum gerade hier ein guter Standort für sie ist. Seit ich angefangen habe, meinen Garten neu zu beleben, hat auch meine Große ihre Freude an der Gartenarbeit entdeckt. Mein Sohn war ebenfalls einen Nachmittag lang mit Feuereifer dabei, half mir beim Unkrautjäten und war stolz, als er das neue Kräuterbeet mit dem Gartenschlauch bewässern durfte. Doch dann verebbte sein Interesse. Heute hatte er sich lieber mit einem Freund verabredet.

»Wirklich wunderschön!«, sage ich zufrieden und gebe meiner Tochter einen Kuss auf den Scheitel. »Danke für deine Hilfe.«

»Gerne, Mami. Ich gehe jetzt rein, okay?«

»Klar, mein Schatz. Den Rest mach ich alleine.«

Während meine Tochter durch die Haustür schlüpft, bleibe ich noch einen Moment stehen und genieße den Anblick. Ich horche in mich hinein und spüre, wie ruhig ich bin. Da ist keine Nervosität. Und auch keine Angst.

Ich kann es immer noch nicht glauben, dass ich mich gestern zum ersten Mal gegen Stefan durchgesetzt habe und dass es bis jetzt keine Konsequenzen gab. Außer, dass ich keine neuen Frauen suchen muss. Stefan hatte nach unserem Konflikt so getan, als sei nichts gewesen und war einfach wieder zur Tagesordnung übergegangen. *Wie wohl die letzten Jahre verlaufen wären, wenn ich mich nicht immer still weggeduckt hätte? Wenn ich schon viel früher gesagt hätte, was ich nicht will, und für meine Überzeugungen eingetreten wäre? Wäre dann vielleicht vieles leichter gewesen?*, frage ich mich.

Ich betrachte die hellrosa Geranien, die pinken Petunien und die violetten Glockenblumen in den großen Töpfen und habe plötzlich das Gefühl, dass jedes Mal, wenn ich im Garten etwas Neues erschaffe, auch mein Mut wie ein zartes Pflänzchen mitwächst.

»Danke, mein kleiner Mut-Garten«, flüstere ich lächelnd. Und in diesem Moment kommt mir eine Idee.

*

Kurz darauf sitze ich mit meinem Handy auf dem Sofa. Wie immer, wenn mich die Begeisterung für eine Sache packt, habe ich keinerlei Geduld und will am liebsten sofort loslegen. Deshalb habe ich es gerade noch geschafft, vor der Tür meine schmutzige Hose abzuklopfen, meine Schuhe abzustreifen und schnell ins Bad zu eilen, um meine Hände notdürftig zu waschen. Den Sack mit der Blumenerde, die kleine Schaufel, die Gartenschere und all die anderen Sachen, die noch im Vorgarten liegen, räume ich später weg.

Ich gehe auf Instagram und öffne meinen Account. Bisher war ich vor allem hier, um Judith, Miri und noch ein paar anderen Freundinnen und Bekannten zu folgen. Ab und zu habe ich auch mal selbst etwas gepostet. Ich scrolle so lange herum, bis ich endlich das finde, was ich gesucht habe. Ich klicke auf *Konto hinzufügen*. Unter *Benutzername erstellen* gebe ich »mein_kleiner_mutgarten« ein. Danach klicke ich mich durch die komplette Anmeldung. Als mein neuer Account endlich eingerichtet ist, lade ich mein erstes Bild hoch. Meine drei bunt bepflanzten Blumentöpfe. Darunter schreibe ich:

»Letztes Jahr im August hatte ich meine erste Panikattacke. Ich saß im Zug und dachte, ich müsse sterben. Danach war nichts mehr, wie es vorher war. Ich möchte euch hier ein wenig von mir erzählen. Davon, wer ich bin, wo meine Angst herkommt und was mir bisher geholfen hat. Inzwischen hat sich einiges verändert. Ich habe mich Dinge getraut, die ich nie für möglich gehalten hätte. Und es hat verdammt gutgetan! Ich würde mich sehr freuen, wenn auch ihr hier von euch erzählen würdet. Denn wir sind nicht allein. Angststörungen zählen zu den häufigsten psychischen Erkrankungen in Deutschland. Etwa 21 von 100 Frauen leiden darunter. Lasst uns also über unsere Ängste sprechen, um uns gegenseitig Mut zu machen und zu helfen.«

#panikattacke, #angststörung, #keinevermeidungmehr, #ichwillfreisein #meingartenglück, #meinkleinermutgarten, #pflanzenmachenglücklich, #muttutgut, #dubistnichtallein

5. MAI

Auf Frau Mertens' Lippen liegt ein zufriedenes Lächeln. »Wie fühlen Sie sich, nachdem Sie Ihrem Chef die Stirn geboten haben?«

Wir sitzen uns in ihrem Therapiezimmer gegenüber. Der Himmel hinter ihr ist wolkenverhangen und gegen die Fensterscheibe klatschen dicke Regentropfen.

»Direkt danach war es großartig. Total befreiend. Aber je länger es zurückliegt, desto mehr Sorgen mache ich mir.«

»Worüber?« Frau Mertens runzelt die Stirn.

»Darüber, dass doch noch eine Retourkutsche kommt. Stefan ist nicht der Typ, der so was einfach auf sich sitzen lässt.«

»Glauben Sie denn, dass Sie in einer ähnlichen Situation wieder für sich einstehen würden?«, fragt meine Therapeutin und öffnet das schwarz eingebundene Notizbuch, das auch heute auf ihrem Schoß liegt.

»Ich weiß es nicht. Früher, bei Arne, fiel es mir gar nicht schwer, meine Meinung zu sagen. Aber vor Stefan habe ich nach wie vor Angst. Er ist unberechenbar.«

»Haben Sie denn schon einmal über einen Jobwechsel nachgedacht?«

»Einmal ist gut.« Mir entfährt ein bitteres Lachen. »Das tue ich ständig. Aber leider ist das nicht so einfach.«

»Weshalb?«, möchte Frau Mertens wissen.

»Aus verschiedenen Gründen«, erwidere ich. »Zum einen,

weil ich eine feste, unbefristete Stelle habe. So etwas gibt es in meiner Branche kaum noch. Da überlegt man sich sehr genau, ob man das aufgeben möchte, denn meist hangelt man sich danach von einem Zeitvertrag zum nächsten. Außerdem kann ich nur gehen, wenn ich einen neuen Job habe. Denn wenn ich selbst kündige, bekomme ich eine dreimonatige Sperre bei der Arbeitsagentur und kein Arbeitslosengeld. Das kann ich mir finanziell nicht leisten. Mein Mann und ich müssen die Raten für unser Haus abbezahlen.«

Frau Mertens blickt von ihren Notizen auf. »Ist es denn schwer, in Ihrer Branche einen neuen Job zu finden?«, erkundigt sie sich und dreht den Kugelschreiber zwischen den Fingern.

»Es ist auf jeden Fall nicht leicht. Vor allem«, ich stocke, denn dieses Thema habe ich bisher ausgespart, »weil ich nicht überall mit dem Auto hinkomme.«

»Wieso nicht?« Meine Therapeutin schaut mich überrascht an.

»Weil ich schon seit Jahren nicht mehr auf Schnellstraßen und Autobahnen fahre.« Frau Mertens schweigt, hebt nur fragend die Augenbrauen, also rede ich weiter. »Ich habe Angst

vorm Einfädeln auf dem Beschleunigungsstreifen. Davor, dass ich nicht in die Lücke reinkomme und mit einem anderen Auto kollidiere. Und auch vor den LKWs auf der Autobahn. Davor, dass einer plötzlich rauszieht, wenn ich ihn überhole, und mich abdrängt.«

Frau Mertens macht sich eine Notiz, dann schaut sie wieder zu mir auf. »Gibt es noch andere Dinge, die Sie meiden und über die wir bisher noch nicht gesprochen haben?« Ihre Stimme klingt sachlich, trotzdem ist mir die Situation unangenehm und ich komme mir vor, als hätte ich sie hintergangen.

»Ja«, erwidere ich zögerlich und starre auf die verschränkten Hände in meinem Schoß. »Ich bin seit neun Jahren nicht mehr geflogen, weil ich schreckliche Angst davor habe, dass das Flugzeug abstürzen könnte. Vor allem beim Start und bei der Landung. Zuletzt bin nur noch mit Hilfe starker Medikamente geflogen. Und davor habe ich mich absichtlich betrunken, um meine Gefühle zu betäuben.« Obwohl ich weiß, dass meine Flugangst menschlich ist und es vielen ähnlich geht, spüre ich Scham in mir hochsteigen. Ich hasse es, meine Schwächen vor mir und anderen einzugestehen. »Aber«, sage ich, blicke wieder auf und versuche, einen möglichst selbstbewussten Gesichtsausdruck aufzusetzen, »dass ich nicht mehr fliege, hat ja auch sein Gutes. So kann ich zumindest einen klitzekleinen Teil zur CO_2-Verringerung beitragen.«

Frau Mertens klappt ihr Notizbuch zu. »Wenn es Ihnen recht ist, sortieren wir mal ein bisschen. Als Erstes möchte ich auf das Thema ›Kündigung‹ eingehen.«

»Gerne.«

»Es ist richtig, dass man üblicherweise eine dreimonatige

Sperre erhält, wenn man selbst kündigt und noch keine neue Stelle hat. Die Gründe dafür liegen natürlich auf der Hand. Der Staat möchte verhindern, dass es sich einige bei der Jobsuche zu leicht machen und die Solidargemeinschaft ausnutzen. Es gibt aber auch Ausnahmen. Wenn jemand aus gesundheitlichen Gründen kündigt, weil er zum Beispiel psychisch belastet ist und die Arbeit mitverantwortlich für diese Erkrankung ist, darf er selbst kündigen und erhält keine Sperre.«

»Wirklich?«, sage ich erstaunt. »Das wusste ich gar nicht.«

»Diese Regelung soll Menschen davor schützen, in einem unzumutbaren Arbeitsverhältnis ausharren zu müssen und immer kränker zu werden.«

»Und wie würde das genau funktionieren?«

»Wenn Sie das für sich in Erwägung ziehen, müssten Sie mit Ihrem Hausarzt sprechen und dieser würde Ihnen ein Attest ausstellen, wenn Sie ihm glaubhaft darlegen können, dass dieser Job Ihre Gesundheit gefährdet. Wenn diese Bescheinigung vorliegt, bevor Sie kündigen, erhalten Sie keine Sperre.«

»Mm«, sage ich nachdenklich. »Wäre eine Kündigung nicht wieder eine Vermeidung?«

»Nun, das kommt immer auf die konkrete Situation an.« Frau Mertens beugt ihren Oberkörper ein wenig nach vorne. »Wenn man vor kleinen Reiberein davonläuft, die es in jeder Firma gibt, sicherlich schon. In diesem Fall würde die Kündigung auch nicht weiterhelfen, weil man im nächsten Job wieder auf ähnliche Probleme stoßen würde. Aber wenn man zum Beispiel einen Chef hat, der das ganze Team terrorisiert, von Kollegen gemobbt wird oder andere gravierende Dinge vorliegen, die über das normale Maß hinausgehen, wäre eine Kündigung keine Vermeidung, sondern eine vernünftige Entscheidung. Das Bleiben, Wegducken und Ausharren wäre dann die Vermeidung.«

»Okay«, erwidere ich und atme geräuschvoll aus. Ich muss das Gehörte erst einmal sacken lassen. Während wir einen Moment lang schweigen, höre ich, wie die Uhr, die über dem Türrahmen hängt, leise tickt.

»Ich würde gerne noch mal kurz auf die Angst vorm Autofahren und Fliegen zurückkommen«, sagt Frau Mertens schließlich.

Ich nicke.

»Grundsätzlich haben Sie natürlich recht und es ist gut, wenn wir alle weniger Auto fahren und fliegen. Allerdings«, ihre rechte Augenbraue schnellt nach oben, »ist es wichtig, dass wir alles, was zum Alltag gehört, beherrschen. Es macht also einen großen Unterschied, ob wir uns aus Überzeugung dafür entscheiden, nicht mehr zu fliegen, oder das Fliegen aus Angst meiden.« Frau Mertens räuspert sich. »Sie müssen sich das folgendermaßen vorstellen: Angst ist wie Wasser. Wenn sie irgendwo auf ein Hindernis stößt und nicht weiterkommt, sucht sie sich einen neuen Weg. Wenn wir Dinge vermeiden, verschwindet die Angst dadurch nicht, sie rinnt dann einfach nur in eine andere Richtung weiter. Sprich: Wer nicht mehr auf der Autobahn fährt oder Flugzeuge meidet, bekommt vielleicht auf einmal Angst in Zügen. Und wer daraufhin Züge meidet, bekommt vielleicht Angst in Aufzügen oder in engen Räumen. Die Angst sucht sich ihren Weg, denn sie will gehört werden. Deshalb ist Vermeidung auch keine Lösung. Sie vergrößert die Angst nur. So werden nach und nach immer mehr Lebensbereiche von ihr überflutet. Erst wenn Sie die Ursachen Ihrer

Angst kennen und die Vermeidung aufgeben, wird sich Ihre Angst zurückziehen und nach und nach versickern.«

Frau Mertens lehnt sich wieder zurück, sieht mir ernst in die Augen.

»Und wie finde ich die Ursachen?«

Sie legt die Fingerspitzen in Angela-Merkel-Manier aneinander. »Denken Sie an die fünf Säulen.«

»Glauben Sie denn, dass mein Job eine Ursache ist? Raten Sie mir, zu kündigen?«

»Als Ihre Therapeutin darf ich Ihnen diesbezüglich keine Ratschläge geben.« Die zwei Falten über ihrer Nasenwurzel kommen zum Vorschein. »Das liegt außerhalb meines Kompetenzbereichs. Ob eine Kündigung für Sie richtig ist, müssen Sie selbst herausfinden.«

»Aber wie?«

»Schauen Sie ab jetzt ganz genau hin und prüfen Sie für sich: Was sind die Vorteile an diesem Job, was die Nachteile? Wie groß ist mein Einfluss auf das, was nicht gut läuft? Was kann ich selbst dazu beitragen, dass es besser wird? Würde ich in einer anderen Redaktion ähnliche Probleme haben? Welchen Einfluss hat mein Job auf meine Gesundheit? Wäre es Vermeidung, zu gehen oder aber zu bleiben? Wenn Sie sich all diese Fragen ehrlich stellen, werden Sie ganz bestimmt in ein paar Wochen eine Antwort auf Ihre Frage finden.«

Die zwei Stirnfalten verschwinden und Frau Mertens' Mundwinkel heben sich zu einem dezenten Lächeln nach oben. »Und zum Schluss bekommen Sie doch noch einen Rat von mir: Sorgen Sie dafür, dass Sie so frei wie möglich in Ihrer Entscheidung sind. Heißt: Lernen Sie wieder Autofahren.«

6. MAI

Ich umschließe die Kaffeetasse mit beiden Händen. Die Wärme, die von ihr ausgeht, tut gut. Eben auf dem Weg zur Arbeit war es ungewöhnlich kalt draußen. *Vielleicht schon die verfrühten Eisheiligen? Zum Glück gab es keinen Nachtfrost*, denke ich und nippe an meinem Kaffee. *Das wäre nicht gut für meine neuen Pflänzchen.* Ich stelle den Becher auf den Schreibtisch und greife nach meinem Handy. Es ist 8:55 Uhr. Meine offizielle Arbeitszeit beginnt erst in fünf Minuten. Ich tippe auf das pinke Instagram-Icon und öffne meinen Newsfeed. »32 Follower«, lese ich erfreut und schaue nach, wer mir alles folgt. Überwiegend Freundinnen, aber auch ein paar Menschen, die ich nicht kenne.

Dreizehn Personen gefällt mein erster Post, fünf haben einen Kommentar daruntergeschrieben.

»Coole Idee, Süße! Bin stolz auf dich.« ❤😘, kommt von Judith.

»Wow! Weiter so!« 👏💪, schreibt Miri.

»Tolle Idee! Mir geben Pflanzen auch viel Kraft und ich bin gespannt, was du hier erzählen wirst« 🌳🌼❤, hat frau_floras_flowers kommentiert.

Lisa_knopper76 hat mir drei Daumen nach oben gegeben.

Und mein_mutiges_Herz hat kommentiert: »Danke, dass du hier offen über deine Ängste sprechen willst, das ist so wertvoll! Ich habe auch eine Angststörung und bin seit zwei Jahren in

Therapie. Fühle mich im Alltag oft sehr alleine mit dem Thema und freue mich auf den Austausch!«

Ich antworte: »Schön, dass du hier bist!« 🙏❤. Dann lege ich das Handy zur Seite, trinke noch einen Schluck Kaffee und fahre den Computer hoch.

*

»Ups. Was ist denn hier los?«, frage ich erstaunt, als ich abends unser Wohnzimmer betrete. Es ist kurz nach acht, und ich habe den Kindern gerade Gute Nacht gesagt. Clemens war schon vor mir runtergegangen. Auf dem Couchtisch stehen Schalen mit Snacks, die Teelichter sind angezündet, und es läuft ruhige Klaviermusik. Clemens hockt vor der Stereoanlage und dreht am Lautstärkeregler.

»Oh je, willst *du* mir heute etwa etwas beichten?«, frage ich mit scherzhaftem Unterton.

»Ja.« Mein Mann steht auf, kommt auf mich zu und legt seine Arme auf meine Schultern. »Leider muss ich dir gestehen …«, er macht eine Pause und sieht mir tief in die Augen, »dass ich das Ende vom letzten Mal gerne noch mal wiederholen würde.« Er grinst frech und küsst mich auf den Mund.

»So, so«, ich setze eine strenge Oberlehrerinnenmiene auf, »meinst du denn, dass du dir das verdient hast?«

»Wart's ab«, erwidert Clemens geheimnisvoll, löst sich aus unserer Umarmung und verschwindet Richtung Küche.

»Hast du etwa ein Jobangebot?«, rufe ich ihm neugierig hinterher.

»Geduld.« Ich höre, wie er den Kühlschrank öffnet und etwas herausnimmt. Ein weiteres Klappern, kurz darauf steht Clemens mit einer Flasche Rosé-Sekt und zwei Gläsern wieder vor mir. Er stellt die Gläser auf dem Couchtisch ab, dreht vorsichtig den Korken aus der Flasche und schenkt uns beiden ein.

»Prost!« Wir stoßen an, trinken ein paar Schlucke und setzen uns aufs Sofa.

»So, jetzt aber raus damit. Was gibt's zu feiern?«

Clemens nimmt sich eine Käsestange und beißt hinein. »Mm, lecker. Sind die aus dem kleinen italienischen Laden in der Gutenbergstraße?« Ich spüre genau, dass er sich einen Spaß daraus macht, mich noch ein bisschen hinzuhalten.

Ich knuffe ihn ungeduldig in die Seite. »Los, mach's nicht so spannend!«

»Na gut«. Er grinst. »Ich habe mit meinem Chef gesprochen.«

»Und?«

»Dabei ist rausgekommen, dass ich eine sehr kluge Ehefrau habe.«

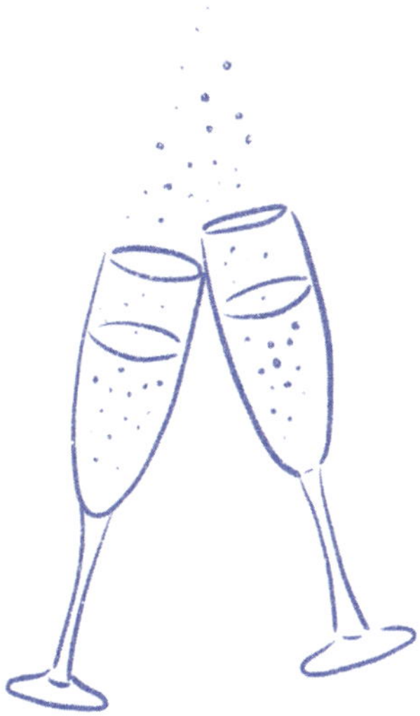

Ich knuffe ihn wieder. Diesmal noch fester.

»Autsch.« Clemens lacht. »Soll heißen, dass ich in Zukunft montags Homeoffice machen darf.«

»Cool!«, juble ich und küsse Clemens enthusiastisch auf den Mund. »Wie hast du das hinbekommen?«

»Ach, mit verschiedenen Argumenten. Aber ich glaube, am Ende hat vor allem gezählt, dass er mich inzwischen gut genug kennt, um zu wissen, dass ich meinen Job von überall aus gut mache.«

»Und wann geht's los?«

»Ab sofort.« Clemens' Augen leuchten. »Und wenn es meine Kundentermine zulassen, kann ich auch ab und zu noch dienstags oder freitags von zu Hause aus arbeiten.«

»Im Ernst?« Ich nehme mein Glas. »Darauf müssen wir direkt noch mal anstoßen.« Wir prosten uns zu, dann trinke ich alles mit wenigen Zügen aus. Ein leichter Schwindel erfasst meinen Kopf. Aber diesmal ist es keine Angst, nur pure Freude, gemischt mit Sekt. *Verrückt, wie schnell sich die Dinge manchmal ändern können*, denke ich. Und das nur, weil ich endlich den Mut hatte, mit Clemens zu sprechen. Das war es allemal wert, einen Streit zu riskieren. Genau wie bei Stefan.

Während ich mich an seine Schulter kuschle, male ich mir unseren zukünftigen Alltag aus: »Was hältst du davon, wenn wir ab jetzt sonntagabends gemeinsam eine Einkaufsliste schreiben und du am Montagmorgen schon mal einen Großteil des Wocheneinkaufs erledigst? Außerdem könntest du montags kochen. Und abends hätten wir dann ein bisschen Zeit für uns oder du bringst die Kinder alleine ins Bett und ich könnte eine Freundin treffen. Oder zum Sport gehen. Und wenn du dienstags oder freitags da bist, könntest du auch kochen und Felix nachmittags vom Training abholen und …«

»Hilfe!«, unterbricht mich mein Mann mit gespielter Verzweiflung. »Ich glaube, ich überlege mir das mit dem Homeoffice noch mal.«

Ich grinse. »Tja, da musst du jetzt durch.«

»Meinst du?« Er pikst mich mit dem Zeigefinger in die Seite.

»Nicht«, quieke ich lachend und wehre mich gegen seine Kitzelattacke. Nach einem kurzen Gerangel lässt er wieder von mir ab, schenkt uns Sekt nach und trinkt ein paar Schlucke. Dann dreht er sich wieder zu mir und streicht mir übers Haar. »Ich finde, wir könnten jetzt langsam zu Teil zwei des Abends übergehen.«

10. MAI

Ich dirigiere den Wasserstrahl des Gartenschlauchs auf die Wurzeln der Hortensie. Ihre grünen Blätter und auch ihre Knöspchen sind in den letzten Tagen merklich gewachsen. Seit Kurzem schreitet der Frühling in einem geradezu atemlosen Tempo voran und um mich herum scheint alles zu explodieren. Noch vor ein paar Jahren konnte der Frühling für mich gar nicht schnell genug kommen. Spätestens ab Mitte Januar hatte ich das Winterschmuddelwetter so satt, dass ich am liebsten in den Süden ausgewandert wäre.

Als Kind mochte ich den Winter noch, vor allem den Schnee, der alles in eine verwunschene Welt verzauberte. Ich liebte es, mich mit meinen Freundinnen auf dem Schulweg mit Schneebällen zu bewerfen und mittags, nach den Hausaufgaben, den Holzschlitten aus der Garage zu holen und auf ihm die Steilstraße hinter unserem Haus, die im Winter immer gesperrt war und die wir »Sprungschanze« nannten, hinunterzusausen. Doch in der Pubertät begann mich die dunkle Jahreszeit in eine tiefe Melancholie zu stürzen. Ich hasste die Kälte, die durch meine Jacke bis tief hinein in meine Knochen drang, wenn ich frühmorgens zum Bus stapfen musste, der mich zum Gymnasium in den Nachbarort fuhr. Ich litt unter der Dunkelheit, die die Helligkeit der Tage mehr und mehr verschluckte, und unter der bleiernen Schwere, die mich überfiel, wenn der Himmel wochenlang grau war und wie eine Last über meinem Kopf hing. Ich sehnte das Weihnachtsfest herbei, nicht nur wegen der Geschenke, sondern auch wegen der Wintersonnenwende, die mir wieder längere Tage bescherte. Erst mit Anfang zwanzig, als mir mein Hausarzt Johanniskraut empfahl, ertrug ich den Winter wieder besser. Dennoch konnte ich es kaum erwarten, bis der Frühling endlich kam, alles grünte und blühte und die Blässe des Winters Vergangenheit war.

Das hat sich in den letzten Jahren gewandelt. Vielleicht, weil die Sommer wärmer und intensiver geworden sind und mich die vielen Sonnenstunden von Anfang April bis Ende September satter gemacht haben? Vermutlich ist es aber eher das Älterwerden, was meine Perspektive verändert hat. Das Bewusstsein, dass das Leben keine Selbstverständlichkeit ist und jeder Tag der letzte sein könnte. Und die Erkenntnis, dass in allem etwas Schönes liegt, auch in der Vergänglichkeit. Seitdem liebe ich den Herbst, seine bunten Farben, die wirbelnden Blätter, die wie bunte Lichtreflexe ihre Tänze vollführen, die Strahlen der Nachmittagssonne, die die Bäume in warmes Gold tauchen, und auch den garstigen Wind, der gepaart mit Regen um die Häuserecken pfeift. Diesen Wechsel aus Sanftheit und Aufbegehren, auf den dann die Ruhe und Starre des Winters folgen. Eine Zeit, in der ich oft das Gefühl habe, dass alles stillsteht, weil die Natur sich zurückgezogen hat, um neue Kraft zu schöpfen. Erst vor ein paar Jahren, als ich anfing, alleine spazieren zu gehen und dabei achtsam meine Umgebung zu betrachten, ist mir aufgefallen, dass man schon im Dezember, wenn alles kahl ist, die ersten winzigen Knospen an den Bäumen und Sträuchern entdecken kann. Es war ein Moment, der mich rührte, denn für mich war er wie ein Versprechen, als wollte die Natur mir sagen: »Nutze diese Zeit der Ruhe auch für dich. Irgendwann wird es weitergehen.« Damals habe ich erst so richtig verstanden, dass uns die Natur mit ihren Jahreszeiten genau das vorlebt, was auch wir Menschen brauchen. Phasen der Ruhe, des Wachstums, des Aufblühens, der Fülle, des Loslassens und Wieder-zur-Ruhe-Kommens. Und dass die Natur auch die Phasen unseres Lebens spiegelt: der Geburt, des Großwerdens, des Erwachsenseins und des Sterbens. Seitdem beobachte ich von Jahr zu Jahr alles ganz genau, begrüße bei jedem Spaziergang die Knöspchen, beobachte, wie sich alles von Woche zu Woche entwickelt. Erst langsam, sodass die Veränderungen für das Auge kaum sichtbar sind. Dann, mit jedem sonnigen Tag, immer schneller. Oft denke ich mir: *Bitte, lass dir noch Zeit*, genieße die letzten Sonntage bei Schmuddelwetter, die wir mit Brettspielen verbringen, oder räume schnell noch ein paar Schubladen auf, denn ich weiß, dass es in wenigen Tagen passieren wird. Der Zauber, dass plötzlich alles gleichzeitig zu blühen scheint. Dass die Welt wie über Nacht bunt wird. Und mich nichts mehr drinnen hält, weil ich in jeder freien Minute die Sonne auf meiner Haut spüren und den betörenden Duft des Flieders einatmen will.

Das Vibrieren meines Handys reißt mich aus meinen Gedanken. Ich ziehe das Telefon aus meiner Gesäßtasche. Eine unbekannte Nummer. Ich ahne, wer das ist, und spüre, wie sich meine Herzfrequenz schlagartig erhöht.

»Hallo?«

»Fahrschule Bäumle hier. Sie hatten mir aufs Band gesprochen und um Rückruf gebeten«, sagt eine freundliche Frauenstimme am anderen Ende der Leitung.

»Ja, das ist richtig«, antworte ich und hole tief Luft. »Ich suche jemanden, der mir dabei hilft, wieder auf der Autobahn zu fahren.«

13. MAI

Immer noch sieben Minuten. Ich stöhne laut auf. Die Zeit will einfach nicht vergehen, ist so zäh wie schmelzender Asphalt an einem heißen Sommertag. Obwohl ich Angst habe vor dem, was gleich passiert, will ich, dass es endlich losgeht. Seit zwanzig Minuten sitze ich hier an meinem Küchenfenster und starre auf die Straße, weil ich zu nichts anderem mehr fähig bin. Davor habe ich kurz mit Miri telefoniert, die versucht hat, mich aufzubauen. Gleich ist meine erste Fahrstunde. Alles in mir ruft *nein*, aber ich ignoriere die Stimme, höre nicht hin. »Ich will Auto fahren«, murmle ich stattdessen, um mir Mut zu machen.

Ich weiß nicht, warum es bei mir anders war als bei den meisten Menschen, aber von Anfang an habe ich mich am Steuer nicht wohl gefühlt. Schon die Autoscooter auf der Kirmes waren mir als Kind suspekt, und ich wollte nie selber fahren. Und auch als Beifahrerin verkrampfte sich jedes Mal mein Herz, wenn ich einen anderen Wagen auf uns zupreschen sah, der mich kurz darauf, mit einem heftigen Rums, ein Stück weit aus dem Sitz hob.

Trotzdem wollte ich, wie all meine Freundinnen und Freunde, an meinem achtzehnten Geburtstag den Führerschein haben. Weil ich Angst vorm Lenken hatte – meine Sorge war, die Spur nicht halten zu können und auf die Gegenfahrbahn zu geraten –, fuhren mein Fahrlehrer und ich in der ersten Stunde auf einen großen Parkplatz und übten dort, ohne Verkehr. Vielleicht wäre aus mir eine weniger ängstliche Autofahrerin geworden, wenn ich im Sommer Geburtstag hätte. Doch weil ich im Februar geboren bin, musste ich meine Fahrstunden im Herbst und Winter absolvieren. Oft fanden sie bei Regen oder in der Dämmerung statt. Manchmal kam auch beides zusammen. Die vielen hellen Lichter, die wie riesige Sterne aussahen, die nassen Straßen, auf denen sich alles spiegelte, verunsicherten mich zutiefst. Mir fiel es schwer, auf feuchtem Untergrund die Markierung zu erkennen, Schilder konnte ich im Dunkeln kaum lesen. Strecken, die ich tagsüber bestens kannte, kamen mir abends völlig fremd vor. Inzwischen weiß ich, dass ich bei Dämmerung und in der Dunkelheit noch kurzsichtiger bin als tagsüber und eine stärkere Brille brauche, doch damals war es mir noch nicht bewusst. So habe ich nie wirklich Vertrauen in mich und meine Fahrkünste gewonnen. Den Führerschein schaffte ich vermutlich nur deshalb auf Anhieb, weil mein Fahrlehrer rechtzeitig herausfand, wer mein Prüfer sein würde, und wir die Prüfstrecke, die er immer fuhr, mehrfach übten.

Etwa drei Monate später wollte ich mit drei Freundinnen zu einem Konzert unserer Lieblingsband fahren. Meine Mutter lieh mir ihren dunkelblauen Dreiergolf. Schon nach den ersten Metern öffneten meine Mädels eine Flasche Sekt und ließen sie kreisen. Laut dröhnte die kratzige Stimme des Sängers der Punkrockband aus dem CD-Player, die wir an diesem Abend live hören würden. Es war meine erste Fahrt auf der Autobahn seit der Führerscheinprüfung. Ich war nervös, meine Schultern waren angespannt, aber ich wollte mir nichts anmerken lassen. Es fiel mir schwer, mich bei dem Stimmengewirr und der lauten Musik auf die Fahrbahn zu konzentrieren. Als ich gerade an einer LKW-Kolonne vorbeifuhr, blinkte ein Laster rechts neben mir und zog Sekunden später raus. Ich trat voll auf die Bremse. Bis heute bin ich dankbar, dass ich nicht instinktiv das Steuer nach links gerissen habe und in die Leitplanke gefahren bin. Meine Freundinnen kreischten. Ich stand unter Schock und schaffte es gerade noch, den nächsten Parkplatz anzusteuern. Dann machte ich den Motor aus und weigerte mich, auch nur einen Meter weiterzufahren. Rike, die am wenigsten getrunken hatte, übernahm das Steuer, auch am nächsten Tag, als wir wieder nach Hause fuhren.

Danach mied ich Autobahnen und Schnellstraßen. Nur wenn es unabdingbar war, wagte ich mich noch darauf. Doch immer war die Angst mein Beifahrer.

Als ich einige Jahre später Mutter wurde und die ersten Lebensjahre meiner Tochter mehr oder weniger in einem tranceähnlichen Zustand verbrachte, weil ich immer müde war, schwand mein Mut gänzlich.

Ein schwarzer Audi blinkt und hält vor unserem Haus. Auf der Beifahrertür kann ich den Schriftzug *Fahrschule Bäumle* lesen. Ich bin erleichtert, dass auf dem Dach kein Schild angebracht ist. Es wäre mir furchtbar peinlich, wenn die gesamte Nachbarschaft mitbekäme, dass ich Fahrstunden nehme.

Als ich die Haustür öffne, sehe ich, dass eine Frau um die fünfzig mit blondem Zopf und schwarzem Brillengestell neben dem Auto steht und mir freundlich zulächelt. Ich ziehe die Tür zu und gehe zu ihr.

»Hallo, ich bin Andrea Bäumle, wir hatten telefoniert.« Sie deutet auf den Audi. »Ich schlage vor, wir setzen uns erst mal rein, und dann erzählen Sie mir noch mal ganz genau, was Sie üben wollen.«

»Gerne«, erwidere ich und öffne die Fahrertür.

»Wenn ich Sie am Telefon richtig verstanden habe, geht es um das Thema Angst«, sagt Frau Bäumle, nachdem wir beide Platz genommen haben.

»Genau«, bestätige ich. »Leider bin ich nie gerne Auto gefahren und seit einigen Jahren traue ich mich nicht mehr auf die Autobahn, schon das Einfädeln macht mir Angst.«

»Gab es eine konkrete Ursache? Einen Unfall?«, hakt Frau Bäumle nach.

»Nein.« Ich schüttle den Kopf. »Aber es gab ein paar kritische Momente …«

Während ich erzähle, hört mir Frau Bäumle aufmerksam zu. »Ich kenne viele Menschen, die sich in den von Ihnen beschriebenen Situationen am Steuer unwohl fühlen«, sagt sie, als ich fertig bin, und lächelt mich aufmunternd an. »Meist fehlt nur ein bisschen Routine.«

»Das wäre schön«, erwidere ich und spüre Erleichterung. Bisher habe ich mich immer dafür geschämt, dass ich keine gute Autofahrerin bin, weil ich niemanden in meinem Umfeld kenne, dem es ähnlich geht.

»So, dann stellen Sie sich mal alles so ein, dass Sie gut sehen können und sich wohl fühlen.« Frau Bäumle deutet auf verschiedene Hebel. »Hier geht der Sitz vor und zurück und da kann man die Spiegel einstellen.«

Kurz darauf lasse ich den Motor an. Etwa fünfzehn Minuten später sind wir auf der Schnellstraße. Allerdings ohne Einfädeln. Die Bundesstraße, auf der wir die Stadt verlassen haben, ist einfach in die Schnellstraße übergegangen. Hier bin ich schon oft gefahren, nur für den Rückweg habe ich jede Menge Umwege in Kauf genommen, um das Einfädeln, das dann nötig ist, zu vermeiden.

»An der nächsten Abfahrt setzen Sie bitte den Blinker und fahren rechts raus«, gibt Frau Bäumle Anweisungen. Ihre Stimme ist ruhig und hat eine angenehme Tonlage. Überhaupt fühle ich mich in ihrer Gegenwart wohl. Auch wenn ich sie nur leicht aus dem rechten Augenwinkel sehen kann, kann ich sie umso mehr spüren. Ihren Atem, der ruhig geht, die milde Wärme, die ihr Köper ausstrahlt, den dezenten Duft, den sie verströmt. Alles, was meine Sinne auffangen, wird von meinem Gehirn als angenehm und vertrauenerweckend interpretiert.

»Und jetzt blinken Sie rechts und nehmen die Auffahrt.«

In dem Moment, als meine Augen das blaue Schnellstraßensymbol wahrnehmen, gerät mein inneres System in Alarmbereitschaft. *Bitte nicht!*, denke ich panisch und versuche, so ruhig, wie es mir möglich ist, dagegen anzuatmen. Ich fahre um die Kurve, schaue in den Seitenspiegel und mache den Schulterblick. Ich sehe, dass die Strecke hinter mir komplett frei ist und ziehe direkt nach links auf die Schnellstraße. Geschafft! Ich bin unendlich erleichtert.

»Gut gemacht«, lobt Frau Bäumle. »Aber das darf alles noch viel ruhiger werden. Sie haben ganz viel Zeit. Außerdem brauchen Sie sich beim Schulterblick nicht so weit nach hinten zu drehen, sonst laufen Sie Gefahr, dass Sie das Lenkrad verreißen. Schauen Sie einfach nur zur Seite, das reicht schon, um auszuschließen, dass jemand im toten Winkel ist.«

Wir fahren ein paar Kilometer über die Schnellstraße, und

ich komme wieder ein wenig zur Ruhe. Etwas später schickt mich Frau Bäumle an einer Abfahrt raus, um gleich wieder auf die Schnellstraße aufzufahren. Auch diesmal rebelliert mein Körper, als er das blaue Schild mit dem weißen PKW darauf sieht. *Mist, da ist ein Auto hinter mir*, denke ich ängstlich, während ich in den linken Seitenspiegel blicke. Ich gebe Vollgas, mache den Schulterblick, ziehe raus. Wieder geschafft.

»Sehr schön!«, lobt Frau Bäumle abermals. »Beim nächsten Mal brauchen Sie nicht so stark zu beschleunigen. Das Auto hinter uns war noch weit entfernt.«

»Ich kann die Abstände so schlecht einschätzen«, sage ich und spüre, dass meine Wangen rot werden, obwohl ich weiß, dass Frau Bäumles Worte nicht als Kritik gemeint waren. »Deshalb habe ich ja so schrecklich Angst vor dem Einfädeln.«

»Eigentlich ist das ganz leicht. Orientieren Sie sich beim Auffahren vor allem am Rückspiegel. Denn nur dieser gibt Ihnen die echte Entfernung an. Die Seitenspiegel verfälschen das Bild. Wenn Sie ein Auto im Rückspiegel sehen, können Sie sich sicher sein, dass der Abstand groß genug ist, um rauszufahren. Darauf können Sie sich zu hundert Prozent verlassen. Dann müssen Sie nur noch kontrollieren, dass niemand im toten Winkel ist.«

»Wirklich, den Rückspiegel habe ich noch nie zum Einfädeln benutzt.«

»Das meinte ich mit den Routinen«, sagt Frau Bäumle, und ich kann spüren, dass sie lächelt. »Oft fehlt es nur an Wissen und ein bisschen Übung, und dann geht es ganz leicht.«

Wir fahren wieder ein gutes Stück Schnellstraße und mir fällt auf, dass meine Kiefermuskeln schmerzen, weil ich offenbar die ganze Zeit über die Zähne fest aufeinandergepresst habe. Auch meine Schultern sind völlig verkrampft. Ich versuche, beides zu lockern.

Frau Bäumle schickt mich noch zwei Mal ab und lässt mich wieder auffahren, jedes Mal gerate ich kurz davor in Panik. Doch ich nutze jetzt den Rückspiegel, schaue nur zur Seite und nicht komplett über die Schulter und fühle mich ein klitzekleines bisschen sicherer als zuvor.

»In zweihundert Metern nehmen wir die nächste Ausfahrt rechts«, kündigt Frau Bäumle an. Diesmal muss ich gar nicht erst ein Schild sehen, um in Alarmbereitschaft zu geraten. Weil ich die Strecke kenne, weiß ich, dass wir jetzt auf die Autobahn fahren. Mein Herz rast, mein Kopf wird leer. In den Ohren rauscht es. Ich setze den Blinker, fahre in die Kurve. Als sie in eine Gerade übergeht, schaue ich in den Rückspiegel und sehe einen monströsen LKW, der bedrohlich auf mich zurollt. Ich erstarre. In den nächsten Sekunden setzt irgendetwas in mir aus. Ich registriere, wie Frau Bäumle sanft in das Lenkrad greift, Gas gibt, uns ein Stück weit über den Standstreifen lotst und schließlich das Auto gekonnt hinter den LKW steuert.

Ich schnappe nach Luft.

»Alles gut«, sagt sie beruhigend. »Dafür bin ich da.«

Meine Sinne kehren zurück. Die Leere lässt nach. Ich kann wieder denken.

»Wir fahren einfach weiter«, sagt Frau Bäumle. »Es ist nichts Schlimmes passiert.«

Krampfhaft umfasse ich mit beiden Händen das Lenkrad, starre auf die blaue Plane des LKWs vor mir. »Ich kann nicht mehr«, sage ich erschöpft.

»Kein Problem«, kommt es von rechts. »Die Stunde ist eh gleich um. Wir fahren zurück.«

Den Rest der Fahrt erlebe ich wie in Trance, ich fahre noch einmal ab und es gelingt mir, ohne dass Frau Bäumle eingreifen muss, wieder auf die Autobahn aufzufahren, weil das nächste Auto hinter mir sehr weit entfernt ist. Als ich endlich den Audi vor meiner Haustür parke, fühle ich mich wie eine Zitrone, aus der man allen Saft, bis auf den letzten Tropfen, ausgepresst hat.

21. MAI

Die Frühlingsluft legt sich sanft auf meine nackten Arme. Ich liebe dieses Gefühl, nur dünn bekleidet zu sein und trotzdem von Wärme umschlossen zu werden. Die Sonne steht schon tief und der Himmel färbt sich bereits rosa. Ich atme ein und genieße die milde Luft, die meine Lungen füllt.

Während ich meine Joggingschuhe zubinde, surrt ein dicker blauer Brummer direkt an meinem rechten Ohr vorbei. Eine Blaue Holzbiene, die schon seit letztem Sommer in einem Stapel Feuerholz auf unserer Terrasse wohnt, der eigentlich für den Kamin bestimmt war.

Ich nehme mein Handy, das ich mir an einem Band umgehängt habe, drücke wahllos auf irgendein Lied auf meiner Playlist und laufe los. Ich soll mindestens dreimal pro Woche zwanzig Minuten Sport mit einer etwas erhöhten Pulsfrequenz machen, hatte mir Frau Mertens Anfang April geraten. Inzwischen haben wir Mitte Mai, und ich war seitdem ein Mal laufen. Mit Yoga habe ich letzten Herbst, als es mir dank der Tabletten besser ging, wieder aufgehört. Leider. Wie sehr beneide

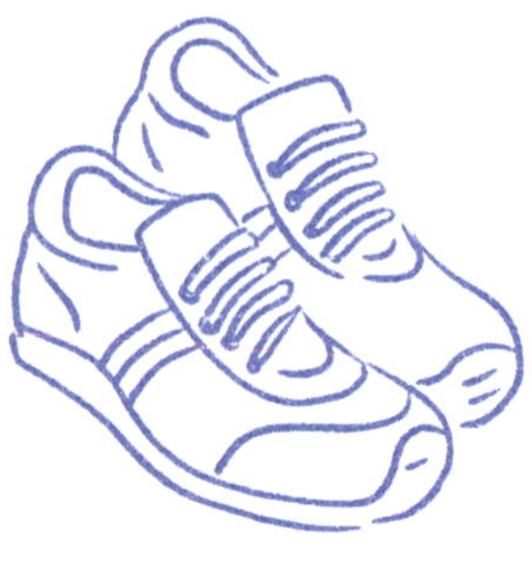

ich Menschen, die gerne Sport machen und von sich aus einen Bewegungsdrang verspüren. Wenn ich einmal Zeit habe, werkle ich lieber in meinem Garten, der inzwischen kaum wiederzuerkennen ist, oder sitze gemütlich auf dem Sofa und surfe auf Instagram. Der Austausch mit den anderen Frauen tut so unfassbar gut, und mein Account wächst von Tag zu Tag. Inzwischen habe ich schon über 200 Followerinnen.

Doch Frau Mertens hat mir in der letzten Sitzung noch einmal vor Augen geführt, wie wichtig Sport ist, um gesund zu bleiben. Nicht nur für Herz und Kreislauf, sondern auch für die Psyche. Denn Sport bedeutet Stressabbau. Der Cortisolspiegel, der sich bei Stress erhöht, kann dadurch wieder absinken. Für Angstpatientinnen wie mich sei Sport ein wichtiger Baustein für die Gesundheit, hatte sie erklärt.

Da musst du jetzt durch, denke ich und laufe mit langsamen Schritten der Sonne entgegen.

23. MAI

Ich fahre ein Stück vor und wieder zurück, bis mein Auto gerade in der Einfahrt steht. Dann ziehe ich den Zündschlüssel ab und schaue auf das Haus meiner Eltern. Der heutige Montag ist völlig anders verlaufen als in den letzten drei Jahren. Viel ruhiger und stressfreier. Als ich gegen halb zwei von der Arbeit nach Hause kam, hatte Clemens bereits gekocht und den Tisch gedeckt, und es wartete eine leckere Portion Spaghetti bolognese mit Gurkensalat auf mich. Nach dem Essen habe ich einen Teil der Einkäufe, die Clemens am Morgen besorgt hat, in eine Kühltasche gepackt, um zu meiner Mutter zu fahren. »Wir könnten die Lebensmittel für deine Mutter doch auch vom Supermarkt liefern lassen. Oder ihr Essen auf Rädern bestellen«, hatte Clemens gesagt, als ich mich mit einem flüchtigen Kuss auf den Mund von ihm verabschiedete.

»Ich weiß«, hatte ich erwidert. Auch mir war diese Idee schon vor längerer Zeit gekommen, und ich hatte mehrfach Angebote von Essenslieferanten eingeholt. Doch ich verwarf den Gedanken jedes Mal wieder. Denn mir geht es nicht nur darum, dass meine Mutter versorgt ist. Ich möchte für sie da sein, Zeit mir ihr verbringen. Und wenn ich eh schon zu ihr fahre, kann ich auch das Essen mitnehmen. Warum dann noch einen teuren Lieferservice beauftragen? Das hatte ich vorhin auch Clemens erklärt, der darauf nichts mehr erwidert hat, weil er weiß, dass er mich in diesem Punkt nicht umstimmen kann.

Ich hole die Kühltasche aus dem Kofferraum, gehe die gepflasterte Einfahrt hoch und schließe die Haustür auf.

»Hallo, Mami, wo bist du?«, rufe ich, während ich Richtung Küche laufe.

»Arbeitszimmer«, schallt es zurück, »schön, dass du da bist.«

»Ich räume schnell die Einkäufe ein, danach komme ich zu dir«, rufe ich erneut.

Als ich die Milch in den Kühlschrank stelle, höre ich ein Schlurfen auf dem Flur. Ich trete aus der Küche und sehe meine Mutter. Mit gekrümmtem Rücken auf einen Spazierstock gestützt, kommt sie mir entgegen. Sie trägt eine schwarze Stoffhose, eine türkise Bluse und ihr Haar ist frisch frisiert. Auf ihren Lippen liegt ein dezenter rosafarbener Lippenstift, ihre Augen hat sie mit Mascara betont.

»Gut siehst du aus«, sage ich, beuge mich zu ihr hinab und gebe ihr einen Kuss auf die Wange.

»Danke, du auch.« Sie lächelt. »Wollen wir uns ins Wohnzimmer setzen?«

»Ja, sehr gerne.«

»Hat Clemens heute wieder Homeoffice?«, fragt sie auf dem Weg zur Couch. Von den positiven Veränderungen der letzten Wochen habe ich ihr erzählt, nicht aber von meiner Angst. Denn obwohl das Schlimmste hoffentlich hinter mir liegt und sich mein Alltag an den meisten Tagen wieder normal anfühlt, will ich nicht, dass sie sich im Nachhinein noch Sorgen macht.

»Ja. Ich bin so froh, dass er das durchsetzen konnte. Nächste Woche kann er sogar noch am Dienstag bleiben.«

»Schön, mein Schatz.« Meine Mutter, die neben mir auf dem Sofa sitzt, tätschelt mein Knie.

»Und was gibt es sonst noch so Neues bei euch?«

»Nicht viel.« Das meiste, was im Alltag passiert, berichte ich meiner Mutter per Sprachnachricht. Auch die Kinder rufen sie ab und zu an oder schicken ihr ein Foto per Messenger-App. So wie gestern, als sich mein Sohn seinen ersten Wackelzahn an einer Möhre ausgebissen hat. Umgehend wurde ein Foto vom stolz lächelnden Kind mit Zahnlücke an die Omi geschickt.

Ich überlege, was sie noch nicht weiß, und plaudere ein bisschen drauflos. Doch anders als sonst, wirkt meine Mutter abwesend, schaut auf ihre Hände oder in die Ferne und scheint mir gar nicht richtig zuzuhören.

»Alles okay bei dir?«, erkundige ich mich schließlich, als sie mir auf eine Frage nicht antwortet. Sie zuckt leicht zusammen und wirkt ertappt.

»Ja, ja«, sagt sie und schweigt.

»Komm schon, irgendetwas ist doch.«

Sie seufzt und blickt auf die zusammengefalteten Hände in ihrem Schoß. »Es gibt da tatsächlich etwas, worüber ich mit dir reden muss.«

Von jetzt auf gleich ist mir flau im Magen.

»Ich wollte schon lange mit dir darüber sprechen, aber ich habe irgendwie nie den richtigen Moment gefunden …«

»Mami, was ist los?«

Meine Mutter hält immer noch die Augen gesenkt. Dann murmelt sie, ganz leise: »Ich will das Haus verkaufen.«

»Wie bitte?«, frage ich, weil ich mir nicht sicher bin, ob ich sie richtig verstanden habe. Mit allem hätte ich jetzt gerechnet, aber damit nicht.

Meine Mutter sieht mich an. Ihr Blick hat geradezu etwas Flehendes. »Du weißt doch, dass Onkel Benno, der Mann von Tante Rita, im Dezember gestorben ist«, sagt sie zögerlich.

»Ja«, erwidere ich und frage mich gleichzeitig, was das mit unserem Thema zu tun hat. Tante Rita ist die beste Freundin meiner Mutter. Sie kennen sich seit der ersten Klasse. Tante Rita und Onkel Benno waren früher oft bei uns zu Besuch, und auch wir waren manchmal bei ihnen in Münster, als meine Geschwister und ich noch klein waren. Als wir älter wurden, haben Tante Rita und meine Mutter gelegentlich kleine Wochenendtrips gemeinsam unternommen.

»Na ja«, fährt meine Mutter fort. »Rita und ich haben früher ab und zu gewitzelt, dass wir später mal, wenn wir alt sind, eine Witwen-WG gründen. Damals war das nur ein Scherz, aber nach Bennos Tod hat mich Rita angerufen und gefragt, ob ich mir das vorstellen könnte. Rita hat sich dann auf die Suche begeben und eine sehr schöne Wohnanlage gefunden, ganz in der Nähe von deinem Bruder.«

Ich schlucke. Es fällt mir schwer zu begreifen, was ich gerade gehört habe. »Und da willst du jetzt hinziehen?«, höre ich mich fragen.

Meine Mutter nickt. »Wir könnten dort eine eigene Wohnung mieten und alle Hilfe, die wir benötigen, dazubuchen. Zunächst würden wir, außer einer Putzfrau, gar nichts brauchen. Rita ist ja noch rüstig und könnte sich um alles kümmern, was ich nicht mehr schaffe. Aber wenn auch sie irgendwann schwächelt, wären wir gut versorgt.«

»Du meinst das wirklich ernst?«, frage ich immer noch ungläubig und spüre einen Stich. Auch wenn das, was sie gerade gesagt hat, richtig gut klingt, tut es doch weh, einfach so vor vollendete Tatsachen gestellt zu werden. *Warum hat sie nicht mit mir gesprochen? Hat sie kein Vertrauen zu mir?*

»Ja«, murmelt meine Mutter.

»Aber warum hast du mir nicht schon früher davon erzählt?«, frage ich und mir kommt dieser Satz plötzlich sehr bekannt vor. Nur dass er vor ein paar Wochen mir selbst gestellt wurde.

»Ich wollte es immer ansprechen, aber ich habe mich nicht getraut.« Meine Mutter starrt wieder auf die Hände in ihrem Schoß. »Du hängst doch so an diesem Haus. Und an den Erinnerungen an Papi. Dir und deinen Geschwistern das nehmen zu müssen, bricht mir das Herz.« Sie blickt auf und ich sehe Tränen in ihren Augen schimmern.

Ich schließe sie in die Arme, spüre ihren warmen Körper und fange an zu schluchzen. Auf einmal ist da so viel Trauer, so viel Schmerz. Es tut so unendlich weh, dieses Abschiednehmen in Raten. Die Vergangenheit, die immer weniger wird, bis eines Tages nichts mehr von ihr übrigbleibt.

»Scht, alles gut«, sagt meine Mutter mit beruhigender Stimme, so wie früher, wenn ich weinend auf ihrem Schoß saß, weil ich mir ein Knie aufgeschlagen hatte, und streichelt sanft über meinen Rücken. Ich atme tief ein, fülle meine Lungen mit ihrem einzigartigen Duft nach Liebe und Geborgenheit, spüre die beschützende Wärme ihres knochigen Körpers und bin noch einmal Kind. Während der Schmerz nachlässt, merke ich, wie ein anderes Gefühl sich langsam Raum verschafft. Tiefe Erleichterung. Wie oft habe ich mir in den letzten Jahren gewünscht, dass meine Mutter weniger einsam wäre. Und wie oft habe ich mich danach gesehnt, nicht mehr die volle Verantwortung für ihr Wohlergehen tragen zu müssen. Die Idee klingt perfekt. All diese Sorgen würden sich damit in Luft auflösen.

Als meine Tränen versiegt sind, richte ich mich wieder auf.

»Hier«, meine Mutter hält mir ein Taschentuch hin. Sie selbst schnäuzt sich ebenfalls die Nase und wischt sich die verschmierte Mascara weg. »Und das, wo ich mich heute endlich mal wieder geschminkt habe«, sagt sie und lacht verlegen.

»Ach, Mami.« Ich atme tief ein. »Natürlich liebe ich dieses Haus. Aber mir ist vor allem eines wichtig: dass es dir gut geht und dass du glücklich bist. Egal, wo«, sage ich und drücke meine Mutter wieder an mich.

»Ich wäre ja auch nicht aus der Welt«, sagt sie und löst sich aus der Umarmung. »Die Wohnanlage ist nicht weit vom Bahnhof entfernt und es gibt einen Shuttleservice, den man in Anspruch nehmen kann. Ich könnte nach wie vor ab und zu sonntags zum Kaffee kommen. Oder ihr besucht mich. Die haben eine richtig tolle Cafeteria und auch einen Kinderspielplatz auf dem Gelände für die Enkel der Mitbewohner. Außerdem gibt es viele Geschäfte in der Nähe und wir könnten zusammen bummeln gehen. Und skypen könnten wir natürlich auch.« An den vielen Argumenten merke ich, dass meine Mutter dieses Gespräch wahrscheinlich schon viele Male in ihrem Kopf mit mir geführt hat, so wie ich es selbst schon tausendmal gemacht habe mit Gesprächen, die größtenteils meinen Kopf nie verlassen haben, aus Angst vor einem Streit oder weil ich niemanden verletzen wollte.

Mir wird plötzlich bewusst, wie ähnlich ich meiner Mutter bin. Dieses Harmoniestreben, nur um es den anderen recht zu machen und sich selbst vor schmerzhaften Gefühlen zu bewahren. Bedauern überkommt mich, denn ich ahne, auf wie vieles meine Mutter in ihrem Leben verzichtet hat, nur um des lieben Friedens willen. *Wie oft sie ihre eigenen Bedürfnisse wohl zugunsten der anderen unterdrückt hat? Genau wie ich.*

Ich werde es ab jetzt besser machen, beschließe ich. Für sie. Für mich. Und für meine Kinder. Damit sie dieses überangepasste Verhalten nicht auch noch übernehmen.

»Das klingt alles richtig gut, Mami«, sage ich und streichle ihre Hand.

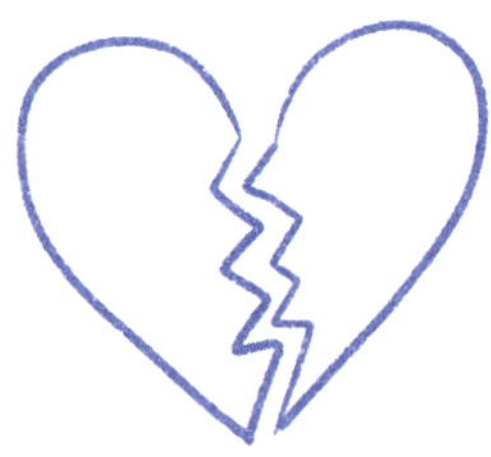

25. MAI

Der schwarze Audi blinkt und hält vor meiner Haustür. Wie gerne würde ich jetzt einfach sitzen bleiben. Hier auf dem Küchenstuhl, so als hätte das nichts mit mir zu tun. Ich lasse noch einen Moment verstreichen, dann erhebe ich mich, kämpfe gegen den Widerwillen an, der mir in den Knochen steckt, und gehe mit langsamen Schritten zur Haustür. Heute ist meine dritte Fahrstunde. Die letzte, vor fünf Tagen, war wieder so anstrengend, dass ich mich noch stundenlang danach ausgelaugt gefühlt habe. Die Panik vor jeder Auffahrt hatte mir all meine Kraft geraubt.

In den letzten Tagen habe ich immer wieder nach guten Gründen gesucht, um die heutige Fahrstunde absagen zu können. Doch egal, welche Argumente ich auch vortrug, meine innere Richterin hat sie als fadenscheinige Ausreden entlarvt und nicht akzeptiert. *Schluss mit der Drückebergerei, du ziehst das jetzt durch*, hatte sie mit strenger Stimme gesagt und sich nicht erweichen lassen.

Ich öffne die Haustür und sehe, dass Frau Bäumle bereits auf dem Beifahrersitz Platz genommen hat und mir zuwinkt. Ich winke zurück und versuche, das flaue Gefühl in meinem Bauch zu ignorieren, das mich schon den ganzen Morgen über begleitet. Und dann geht es auch schon los.

»In dreihundert Metern nehmen wir die nächste Ausfahrt«, kündigt meine Fahrlehrerin etwa fünfzehn Minuten später an.

Ich setze den Blinker, folge dem Schild Richtung Autobahn und fahre in die Rechtskurve. Mein Alarmsystem springt an. Ich versuche, ruhig zu atmen, fahre um die Kurve, blicke in den Rückspiegel. Alles frei, erst weiter hinten kommt ein PKW. Ich drehe den Kopf nach links, kein Auto im toten Winkel. Ich trete aufs Gaspedal, setze den Blinker und fahre auf.

»Bravo«, ruft Frau Bäumle begeistert. »Das war perfekt, ganz ruhig, ohne hektisch zu werden.«

Sieben weitere Male fahren wir ab und wieder auf. Jedes Mal sitzt mir aufs Neue die Angst im Nacken. Und dann, in einem Kreisel, passiert es: Plötzlich spüre ich, wie sich meine Schultern entspannen und ein angenehmes Gefühl durch meinen Körper rauscht. So wie damals im Zug, als sich die Türen wieder schlossen und ich nicht in Bremen ausgestiegen war.

»Wir nehmen die nächste Auffahrt und fahren nach Hause«, höre ich Frau Bäumles Anweisung.

Mein Herz flattert, aber es hämmert nicht mehr so feste gegen meinen Brustkorb wie die letzten Male. Ich schaue in den Rückspiegel und sehe einen LKW. Er ist schon relativ nah. Hinter ihm ist eine große Lücke. Ich setze den Blinker, lasse den LKW an mir vorbeiziehen, schaue nach links und fahre dann mit genügend Abstand hinter ihm auf.

Als ich, wenig später, den schwarzen Audi vor meinem Haus parke, fühle ich mich berauscht. Mein Körper ist geflutet von Glückshormonen. Zum allerersten Mal in meinem Leben kann ich mir vorstellen, dass es möglich ist, meine Angst am Steuer zu überwinden. Am liebsten würde ich Frau Bäumle um den Hals fallen. Doch stattdessen strahle ich meine Fahrlehrerin an und frage: »Wann sehen wir uns das nächste Mal?«

7. JUNI

Unschlüssig starre ich auf das Lenkrad. Heute Morgen, beim Frühstück, hatte ich beschlossen, nach meinem jährlichen Routinecheck bei der Hautärztin nicht wie sonst den längeren Weg durch die Stadt, sondern den kürzeren über die Schnellstraße zu nehmen. Schon bei der Vorstellung, mich ohne Frau Bäumle an meiner Seite in den fließenden Verkehr einfädeln zu müssen, wurde mir flau im Magen. Doch ich beruhigte mich mit dem Gedanken, dass ich diese Auffahrt schon mehrmals mit ihr geübt hatte. Sie war lang, übersichtlich und die Schnellstraße würde um diese Uhrzeit nicht allzu befahren sein. Und im allergrößten Notfall, wenn ich es tatsächlich nicht schaffen sollte, rechtzeitig eine geeignete Lücke zu finden, würde ich einfach weiter über den Standstreifen fahren und mich von dort aus einfädeln, so, wie ich es bei Frau Bäumle gelernt hatte.

Jetzt sitze ich im Auto und mein Plan ist komplett über den Haufen geworfen worden. Denn bei der Kontrolle fand die Ärztin ein verdächtig aussehendes Muttermal am Bauch. »Sie müssen sich keine Sorgen machen«, sagte sie, »dieses Muttermal ist noch nicht gefährlich, aber es könnte sich negativ entwickeln. Wir können es noch drin lassen und weiter beobachten oder, wenn Sie wollen, direkt entfernen.«

»Dann bitte raus damit«, antwortete ich, ohne zu zögern. Lieber habe ich eine kleine, unauffällige Narbe als eine tickende Zeitbombe am Körper.

»Wenn Sie wollen, können wir den Eingriff gleich machen, dann müssen Sie nicht extra wiederkommen«, schlug die Ärztin vor, und ich nahm das Angebot dankbar an, weil weniger Termine in meinem Kalender auch weniger Stress bedeuten. Ein paar Minuten später war das Muttermal draußen, und ich war wahnsinnig stolz darauf, dass es mir gelungen war, die Angst, die ich vor der Spritze hatte – nicht vor dem kleinen Pikser, sondern vor den Nebenwirkungen, die das Betäubungsmittel vielleicht haben könnte –, mit meinen Atemübungen in Schach zu halten.

Als ich kurz darauf durch die Gänge des Supermarktes huschte, um noch schnell ein paar Einkäufe zu erledigen, fühlte sich mein Bauch komisch an. Nicht von innen, sondern von außen, so als würde die Haut an meinem Körper nicht zu mir gehören. Kein schlimmes Gefühl, aber trotzdem irgendwie unangenehm.

Soll ich in diesem Zustand wirklich auf die Schnellstraße fahren?, fragte ich mich, als ich die Eier aus dem Regal nahm. *Genau, das ist heute nicht der richtige Tag. Verschieb es auf ein anderes Mal*, hörte ich eine Stimme ganz leise aus einer Ecke meines Gehirns flüstern und war im selben Moment erleichtert, weil es einen guten Grund gab, der mich von dieser selbst auferlegten Verpflichtung entband.

Doch auf dem Weg zur Kasse meldete sich eine andere, mir wohlbekannte Stimme. *Ich finde es toll, dass Sie den Kletterwald geschafft haben. Aber darauf kommt es bei der Angst nicht an. Niemand muss über hohe Hindernisse klettern oder mit dem Fallschirm aus einem Flugzeug springen. Wichtig ist, dass wir die ganz normalen Dinge schaffen, die zum Alltag gehören. Auch wenn wir zum Beispiel mal Kopfschmerzen haben und uns nicht so gut fühlen.*

»Verdammt!«, fluche ich laut und haue mit der flachen Hand auf mein Lenkrad. Auch wenn ich es mir noch so gerne einreden würde: Die leichte Betäubung an meinem Bauch reicht nicht als Grund, die Schnellstraße zu meiden. Sie wäre nur eine billige Ausrede, um die Strecke, die ich so wahnsinnig gerne umgehen würde, nicht zu wählen.

Ich stecke den Zündschlüssel ein und denke an Frau Mertens. An die zwei Steilfalten über ihrer Nasenwurzel, die erscheinen würden, wenn ich ihr erzähle, dass ich mich gedrückt habe.

»Ich schaffe das«, sage ich laut und starte den Motor.

9. JULI

Ich krame den Schlüssel aus meiner Handtasche und stecke ihn in das Messingschloss mit den vielen Kratzern, Spuren der unzähligen Male, die hier, mit mehr oder weniger Bedacht, ein Schlüssel hineingeschoben wurde. Während ich ihn zweimal nach links drehe, höre ich meinen Vater zu mir sprechen: »Das ist jetzt deiner, pass gut darauf auf.« Ehrfürchtig nahm ich den Schlüssel damals entgegen, betrachtete den gezackten Bart und die eingravierte Aufschrift des Herstellers und hatte zum ersten Mal in meinem Leben das Gefühl, endlich groß zu sein. Damals war ich zehn.

Ich schiebe die schwere Aluminiumtür auf, deren Stil und Farbe in den Neunzigern, als meine Eltern das Haus bauten, modern waren, und betrete den Flur, in dem die Luft auch heute wieder warm und stickig ist.

Meine Mutter ist nicht da. Sie besucht eine Freundin. Wir beide waren der Meinung, dass es so besser ist. Ich gehe durch den Flur Richtung Esszimmer und mein Blick fällt auf den großen Holztisch mit der Eckbank, an dem wir unzählige Male zusammen gegessen haben. Ich streiche mit der Hand über die glatte Rückenlehne des Stuhls, auf dem meine Mutter immer saß, und muss daran denken, wie oft sie früher ihre Mahlzeit unterbrach und in die Küche eilte, weil der Salzstreuer fehlte, mein Vater um Senf bat oder um die leeren Schüsseln wieder aufzufüllen. Nie wäre sie auf die Idee gekommen, meinem Vater zu sagen, er solle selbst aufstehen und sich den Senf aus dem Kühlschrank holen. Sie stellte ihre Bedürfnisse immer hinter die der anderen.

Trotzdem hatte ich nie das Gefühl, dass sie damit haderte. Sie schien ihre Rolle als Hausfrau und Mutter zu mögen, wirkte ausgeglichen und zufrieden und nicht so abgehetzt wie ich an den meisten Tagen. Auch hatte ich nie den Eindruck, dass zwischen meinen Eltern ein Ungleichgewicht herrschte, auch wenn die Aufgaben klar verteilt waren. Mein Vater verdiente das Geld, meine Mutter versorgte Haushalt und Kinder. Trotzdem begegneten sie sich auf Augenhöhe, wertschätzten die Arbeit des anderen. Meine Mutter durch liebevolle Gesten wie Schnittchenteller mit Gürkchen, die sie meinem Vater abends, wenn er erschöpft von der Arbeit heimkam, mit einem aufmunternden Lächeln servierte. Mein Vater mit zärtlichen Blicken, die er meiner Mutter dankbar zuwarf und lobenden Worten wie: »Schaut mal Kinder, wie viel Mühe sich eure Mutter wieder mit dem Abendessen gemacht hat.« Und auch wenn mein Vater das Geld verdiente, war es doch meine Mutter, die die Konten führte und den Überblick über die Finanzen hatte. Abgezähltes Haushaltsgeld, so etwas gab es bei uns nicht.

Mit etwa vierzehn fiel mir auf, dass mein Vater zwar ab und zu eine Glühbirne wechselte oder ein Loch bohrte, sonst aber keinen Finger im Haushalt rührte. Ich ärgerte mich, weil auch mein Bruder weniger zur Hausarbeit herangezogen wurde. »Mädchen, helft mal eurer Mutter in der Küche«, sagte mein Vater oft.

»Und was ist mit ihm?«, schnaubte ich dann wütend und deutete mit dem Finger auf meinen Bruder.

»Für den gibt's Jungsarbeit«, war die Antwort meines Vaters.

»Und welche?«

Nach und nach wurde auch meinem Vater klar, dass inzwischen keine Kohlen mehr aus dem Keller geholt oder Holz gehackt werden musste und auch alle anderen Pflichten, die er als Junge zu erledigen hatte, inzwischen hinfällig waren. So wurde mein Bruder ebenfalls zur Hausarbeit aufgefordert und irgendwann begann auch mein Vater, den Tisch mit abzuräumen. Zuletzt, als Rentner, war er ein perfekter Hausmann. Saugte und wischte regelmäßig das Haus, putzte Fenster, räumte die Spülmaschine ein und aus, machte sich und meiner Mutter Frühstück und schmierte abends Brote. Noch heute bin ich ein bisschen stolz darauf, dass ich den Grundstein für diese Entwicklung gelegt habe und dass ich einen Vater hatte, der dazu bereit war, von seinen Kindern zu lernen.

Ich gehe ins Wohnzimmer und öffne die Balkontür. Schwüle Luft schlägt mir entgegen. Am Himmel türmen sich graue Wolken. Ich drehe mich um und sehe das große Segelschiff, das auf dem Regal hinter dem Fernseher steht und das ich, seit ich denken kann, geliebt habe. Als kleines Mädchen beschloss ich, dass ich es später einmal erben wollte, ohne zu wissen, was das Wort eigentlich bedeutete. Ich gehe hin, fahre mit der Hand über seinen dunkelbraunen Rumpf und betrachte die drei Masten, deren Segel inzwischen vergilbt und rissig sind. »Hey, alter Freund«, flüstere ich und spüre Tränen aufsteigen, weil mir klar ist, dass ich es nicht zu mir nach Hause mitnehmen werde. Ich wüsste einfach nicht, wo ich es hinstellen soll. Ich gehe weiter, berühre den Standglobus, mit dem mein Vater mir und meinen Geschwistern ab und zu geografische Fragen erklärte, streiche über den kühlen Stoff der Velourscouch, auf der uns meine Mutter ›Wir Kinder aus Bullerbü‹ vorlas, betrachte die Schwarzweißfotografie meiner Urgroßmutter, vor deren strengem Blick ich mich als Kind ein wenig fürchtete, und bleibe vor der großen Standuhr stehen, deren Pendel schon lange nicht mehr schwingt, weil niemand die Uhr aufzieht. Ich laufe weiter, vorbei an der Vitrine mit den eingeschnitzten Verzierungen, aus der meine Mutter das gute Geschirr holte, wenn Besuch kam, und an dem Teewagen mit den handgeschliffenen Karaffen, deren Inhalt schon seit einer Ewigkeit nicht mehr angerührt wurde.

Egal, wo ich hinblicke, alles ist mit einem Gefühl oder einer Erinnerung verbunden. Das meiste mit beidem. Ich kann sie geradezu spüren, die Vergangenheit. So als würden all die Dinge um mich herum leise wispern und Geschichten erzählen. Als würde noch das Lachen ferner Tage von den Wänden widerhallen. Und als würde es immer noch nach Braten mit Salzkartoffeln riechen. Doch in Wirklichkeit ist das Leben hier schon vor Jahren ausgezogen. Zurückgeblieben ist ein Museum, das in wenigen Tagen aufgelöst wird. Dann werden ein paar dieser Stücke in einen Möbelwagen verladen, um in der kleinen Wohnung meiner Mutter wieder aufgestellt zu werden. Das meiste aber wird zurückbleiben. Darum wird sich die Firma für Wohnungsauflösungen kümmern, die meine Mutter engagiert hat.

»Schau dir vorher noch mal alles an, vielleicht kannst du das eine oder andere gebrauchen«, bat mich meine Mutter vor Kurzem. Auch meine Geschwister werden in den nächsten Tagen kommen. Danach werden wir gemeinsam entscheiden, wer was nehmen möchte.

Ich gehe weiter und gelange zu dem grünen Ohrensessel, vor dem das Tischchen mit dem Schachbrett steht. Der Stoff ist dünn und abgewetzt, und dort, wo häufig jemand saß, hat sich eine leichte Kuhle gebildet. Es war der Lieblingssessel meines Vaters. Hier las er Zeitung oder sinnierte über eine Schachpartie, die er gegen den Computer führte. Die Figuren auf dem Brett stehen so, als wäre gerade eine Partie im Gange, als wären die Spieler nur kurz aufgestanden und würden gleich zurückkommen. Wahrscheinlich hat eines meiner Kinder sie irgendwann auf dem Schachbrett verteilt.

Ich setze mich und ordne die Figuren. Sie sind schwer, aus Bronze gegossen. Wie oft habe ich hier früher an verregneten Sonntagnachmittagen gesessen und gegen meinen Vater gespielt, während das Feuer im Kamin hinter uns knisterte.

Ich greife nach dem König, der aussieht wie ein römischer Feldherr. Auch wenn er meinem Vater nicht im Geringsten ähnelt, erscheinen seine Züge vor meinem geistigen Auge. Ich sehe seine wachen blauen Augen mit den buschigen Brauen, höre seine Stimme, die sagt: »Schau mal, was dein Läufer jetzt machen könnte«, rieche den süßen Geruch von Pfeifentabak, der ihn manchmal umgab. Ich umschließe die Figur mit der Hand, spüre, wie sich ihre Oberfläche in meine Haut drückt, und kann ihn nicht mehr zurückhalten, den Schmerz, der seit Wochen in meiner Brust sitzt, seitdem ich weiß, dass ich mich von alldem trennen muss.

Tränen rollen über meine Wangen, ich vermisse meinen verstorbenen Vater so sehr. Ich weine auch um den Abschied von meiner Mutter, der mir bevorsteht. Und um meine Zukunft ohne Elternhaus. Aber vor allem weine ich um meine Kindheit, die unwiederbringlich vorbei ist, und um das Gefühl von Geborgenheit, das sie mit sich genommen hat. Wie gerne würde ich mich noch einmal so behütet und beschützt fühlen wie damals als Kind und die Kontrolle abgeben an jemanden, der mich hält und trägt. Und noch während ich schluchze, wird mir bewusst, dass mir die Sicherheit, nach der ich mich geradezu verzweifelt sehne, kein anderer Mensch geben kann. Ich muss sie in mir selbst finden.

Ich wische meine Tränen mit dem Handrücken weg, richte mich auf.

Vielleicht ist es genau das, was mir Angst macht? Die Sorge, nicht alleine im Leben bestehen zu können. Vielleicht habe ich mich nie wirklich von meinen Eltern gelöst? Bin bis heute nicht erwachsen geworden?

Ich öffne die Hand und betrachte den Feldherrn.

Vielleicht ist jetzt genau der richtige Zeitpunkt, um meine Vergangenheit loszulassen. Vielleicht kann ich nur so lernen, mir selbst und dem Leben zu vertrauen.

13. JULI

»Herzlichen Glückwunsch! Ihre Reise wurde gebucht.« Ich kann es kaum glauben. Ich habe es wirklich getan. Ich habe gerade eine Reise nach Mallorca gebucht. Nervös, aber zufrieden, lasse ich mich gegen die Sofalehne sinken, starre auf den Laptop auf meinem Schoß und atme mit einem lauten Seufzer aus.

Seit ich vor ein paar Tagen in meinem Elternhaus war, habe ich viel nachgedacht, und eines ist mir inzwischen klar geworden: Ich will mich auch meiner letzten großen Angst stellen. Ich will wieder fliegen.

An meinen ersten Flug erinnere ich mich noch gut. Ich war sechs und saß ein paar Tage zuvor mit meiner Familie am Esstisch. Mein Vater erzählte, dass wir alle in Pedale treten müssten, um das Flugzeug zum Fliegen zu bringen. »Meinst du, du schaffst das?«, fragte er mich und sah mich dabei ernst an. Mir war mulmig zumute, denn ich hatte erst kürzlich im Fernsehen gesehen, wie Pippi Langstrumpf ein Flugzeug aus Schrott zusammenbaut und per Pedalantrieb nach Taka-Tuka-Land reist. »Ich weiß nicht«, antwortete ich zögerlich. »So ein Quatsch«, mein älterer Bruder lachte, »so was glauben doch nur Babys.« Daraufhin gab mein Vater schmunzelnd zu, dass er uns nur auf den Arm nehmen wollte.

Ich war aufgeregt vor der großen Reise, konnte am Abend vorher lange nicht einschlafen. Angst hatte ich keine. Der riesige Flughafen beeindruckte mich sehr, ich fand alles spannend und aufregend, vor allem die Sicherheitskontrolle. Im Flugzeug verfolgte ich gebannt, wie die Stewardessen in den schicken blauen Uniformen den Gebrauch der Rettungswesten erklärten, und konnte es kaum erwarten, bis es endlich losging. Und dann war er da, der Moment, in dem das Flugzeug mit hoher Geschwindigkeit über das Rollfeld raste, die Turbinen dröhnten und mein Magen nach unten gedrückt wurde, als der Flieger endlich abhob und steil nach oben stieg. »Wir fliegen! Wir fliegen«, jubelte ich begeistert, während die Stadt unter uns immer kleiner wurde und wir die Wolkendecke durchbrachen. Ab da flogen wir häufig, denn in Österreich wandern, wie in den Jahren zuvor, wollte von uns drei Kindern keines mehr. Auch unseren Eltern erschienen sonnige Tage im Süden reizvoller als verregnete Urlaube am Faaker See. Ich liebte das Fliegen, freute mich auf das Essen an Bord und die Spiele, die das Bordpersonal an uns Kinder verteilte. Auch Turbulenzen machten mir nichts aus.

Als ich sechzehn war, lud uns ein Bekannter meines Vaters zu einem Rundflug über den Taunus mit einer kleinen Cessna ein. Schon auf dem Weg Richtung Himmel bekam ich Angst. Alles wackelte und vibrierte. Nach wenigen Minuten wurde mir schlecht. Mehrfach erbrach ich mich in Papiertüten. Als wir endlich landeten, taumelte ich völlig ermattet die kleine Treppe runter. Ob dieser Flug meine Flugangst ausgelöst hat – obwohl ich mich nie in echter Gefahr befand –, ist schwer zu sagen, denn danach bin ich noch ein paar Mal angstfrei mit großen Verkehrsmaschinen geflogen. Doch in eine Cessna wollte ich nach diesem Erlebnis keinen Fuß mehr setzen.

Mit etwa achtzehn fühlte ich mich zunehmend unwohl in Flugzeugen. Vor allem beim Start und bei der Landung hatte ich Angst abzustürzen, bei Turbulenzen klammerte ich mich panisch an der Sitzlehne fest. Ich begann, das Problem mit Alkohol zu lösen. Kaufte mir im Duty-free-Shop ein paar Piccolos, exte den ersten kurz vorm Boarding und die weiteren im Flugzeug. Nie werde ich vergessen, wie ich einmal alleine nach Norwegen flog, um meinen damaligen Freund zu besuchen, und beim Start zitternd den älteren Herrn neben mir fragte, ob er meine Hand halten könne.

Von Jahr zu Jahr wuchs meine Panik. Ich hatte Angst vor Vogelschlag, Unwettern, ausfallenden Triebwerken, Terroristen. Und nach der »Germanwings«-Katastrophe 2015 auch noch vor depressiven Piloten. Danach konnte ich nur noch mit Hilfe starker Beruhigungsmittel ein Flugzeug besteigen.

Als meine Tochter geboren wurde, beschloss ich, nicht mehr zu fliegen. Ich wollte mich diesem Stress nicht länger aussetzen, denn alle Erholung war spätestens nach dem Rückflug wieder dahin. »Kein Problem, gibt ja genug schöne Reiseziele, die man mit der Bahn oder dem Auto erreichen kann«, war Clemens' pragmatische Reaktion darauf.

Doch schon seit Längerem betteln meine Kinder: »Mami, wir wollen auch mal in den Urlaub fliegen. Alle aus unserer Klasse sind schon geflogen.« Und auch wenn Clemens dann schweigt, sehe ich ihm an, dass er ebenfalls gern mal wieder in den Süden fliegen würde.

Der Schriftzug »Ihre Reise wurde gebucht«, prangt immer noch auf dem Monitor. Während ihn meine Augen lesen, lodert sie schon wieder in mir. Die Angst. Doppelte Angst. Vorm

Abstürzen. Und davor, knapp drei Stunden lang gefangen zu sein. Im Zug könnte ich die Notbremse ziehen und aussteigen. Dem Flugzeug bin ich auf Gedeih und Verderb ausgeliefert. Drei Stunden lang völliger Kontrollverlust.

Mein Brustkorb wird eng und ich habe wieder mal das Gefühl, nicht genug Luft zu bekommen. Keine Ahnung, wie ich das schaffen soll.

26. JULI

»Wow, das sieht aber schön aus«, ruft Isabel, die mit ihrem vierjährigen Sohn Joshua an der Hand auf dem Bürgersteig vor meinem Haus entlangläuft. Isabel wohnt drei Straßen weiter und hat zwei Jungs, von denen der ältere in dieselbe Grundschulklasse wie meiner geht.

»Danke.« Ich stehe auf meinem Balkon und gieße die Kästen, die ich vor ein paar Wochen neu bepflanzt habe. »Na, hast du heute früher Feierabend?« Isabel und ihr Mann haben eine Anwaltskanzlei und normalerweise holt ihr Au-pair-Mädchen den Kleinen von der Kita ab.

»Ach, Nydia hat sich den Fuß gebrochen.« Isabel bleibt stehen, stößt einen tiefen Seufzer aus und beginnt mir detailliert zu schildern, wie es zu dem Unglück kam. Danach folgt noch ein ausführlicher Bericht von der Odyssee durch verschiedene Krankenhäuser. Ich höre zu und werfe immer mal wieder ein

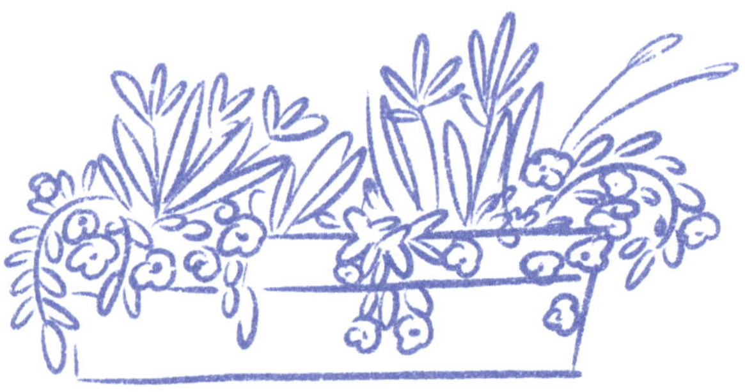

mitfühlendes »Oh je« oder »Ach nein« ein, während Joshua langsam ungeduldig wird und auf dem Bürgersteig auf und ab wippt.

»Mensch, die arme Nydia«, sage ich, als Isabel schließlich endet. »Und wie regelt ihr das jetzt, solange sie den Fuß nicht belasten kann?«

»Da sagst du was! Eigentlich wollte ja meine Schwiegermutter …«, während Isabel wieder alles detailliert schildert, beginnt Joshua an ihrer Hand zu ziehen. Seine Mutter scheint davon nichts zu merken.

»Das klingt echt stressig.« Ich setze die Gießkanne ab und vermeide es, eine weitere Frage zu stellen. Nicht, dass mich das kleine Schwätzchen stören würde, aber ich möchte den armen Joshua nicht länger warten lassen.

»Du, ich wollte dich übrigens schon länger nach der Nummer von deinem Gärtner fragen. Jedes Mal, wenn ich bei dir vorbeifahre, denke ich ›Mensch ist das hübsch geworden‹ und will dir eine Nachricht schicken. Und wenn ich zu Hause ankomme, hab ich es schon wieder vergessen.« Isabel lacht und wirft ihre dunkelbraunen Haare nach hinten. »Meiner ist nämlich letzten Herbst in Rente gegangen.«

»Gestatten, ich bin der Gärtner.« Ich deute eine gespielte Verbeugung an.

»Echt jetzt?« Isabels Augenbrauen schnellen verblüfft nach oben. »Dein Garten sieht wirklich toll aus.«

»Danke«, sage ich lächelnd und zupfe eine verblühte Petunie ab. »Ich liebe Pflanzen und könnte den ganzen Tag lang nur in der Erde buddeln. Leider hatte ich in den letzten Jahren viel zu wenig Zeit für meinen Garten. Aber vor ein paar Wochen habe ich beschlossen, dass ich meine Prioritäten ändern muss, und seitdem macht mich die Gartenarbeit richtig happy.«

»Mama, ich will weiter!«, quengelt Joshua und zieht entnervt an Isabels Hand.

»Gleich, Schatz«, beschwichtigt sie ihren Sohn und sagt, wieder zu mir gewandt: »Du Glückliche, ich habe leider gar keinen grünen Daumen. Und ich suche schon seit Wochen jemanden, der mir alles neu gestaltet. Die Terrasse und die Beete. Aber finde mal jemanden, bei dem heutigen Fachkräftemangel … Also, wenn du Langeweile hast, kannst du auch gerne mal bei mir buddeln kommen.« Isabel zwinkert mir zu.

»Kommt drauf an, was du zahlst«, sage ich scherzhaft.

»Mamaaa.« Joshua zieht jetzt so energisch an Isabels Arm, dass er wie eine gespannte Hundeleine von ihrem Körper absteht.

»Gleich«, zischt sie. »Sorry.« Sie lächelt und schaut mich entschuldigend an.

»Alles gut«, beruhige ich Isabel. »Das ist manchmal ziemlich langweilig, wenn sich die Mamas unterhalten, stimmts, Joshua?«

»Jaaaa«, bestätigt der Kleine und verzieht das Gesicht.

»Mal im Ernst«, schaltet sich Isabel wieder ein. »Klar würde ich dich bezahlen. Also, wenn du Zeit und Lust hast, dir meinen Garten mal anzuschauen, dann melde dich.«

»Das war nur Spaß«, erwidere ich lachend. »Wenn ich Zeit hätte, würde ich dir gerne helfen, natürlich auch ohne Geld. Aber ich bin ja schon froh, wenn ich es schaffe, mich um meinen eigenen Garten zu kümmern.«

»Schade.« Isabel macht ein enttäuschtes Gesicht.

»Mamaaa!« Joshua stampft wütend mit dem Fuß auf. »Ich habe Hunger!« Der Kleine ist jetzt offensichtlich mit seiner Geduld am Ende.

»Okay, Schatz, wir gehen«, gibt sich Isabel geschlagen. »Sorry, dass es etwas gedauert hat, aber ich musste noch was Wichtiges besprechen.« Sie streichelt ihrem Sohn liebevoll über den dunkelblonden Haarschopf. »Bis bald mal wieder«, ruft sie mir zu und winkt.

»Bis bald.« Ich winke zurück und wende mich wieder meinen Pflanzen zu.

»Denk noch mal drüber nach«, höre ich Isabels Stimme kurz darauf noch einmal rufen, »ich wäre dir echt dankbar.« Als ich den Blick hebe, sehe ich gerade noch, wie Joshua seine Mutter um die nächste Hausecke zieht.

4. AUGUST

»Ich habe so schreckliche Angst!«, sage ich zu Frau Mertens und knete meine eiskalten Hände, in der Hoffnung, dass endlich wieder ausreichend Blut durch sie fließt. Draußen haben wir etwa achtundzwanzig Grad, hier drin ist es auch angenehm warm, aber in mir ist eine Kälte, die meine Unterarme mit einer Gänsehaut überzieht und mich zittern lässt. Seit Tagen kreisen meine Gedanken ständig um den Flug. Und sobald ich daran denke, blitzen Horrorbilder in meinem Kopf auf: Ich sehe mich in einem Flugzeug, das im Sturzflug nach unten rast. Der Raum ist erfüllt von verzweifelten Schreien, Handtaschen und Plastikgeschirr fliegen knapp an meinem Kopf vorbei. Mit all meiner Kraft umklammere ich die Lehnen meines Sitzes, um nicht herausgeschleudert zu werden. »Mami!«, brüllen meine Kinder panisch neben mir.

»Können Sie mir sagen, wovor genau Sie Angst haben?«, holt mich Frau Mertens' Stimme ins Therapiezimmer zurück.

»Vorm Abstürzen«, erwidere ich. »Wobei«, ich mache eine Pause, um nach den richtigen Worten zu suchen. »Ich habe nicht wirklich Angst vorm Tod. Natürlich möchte ich nicht sterben, aber der Tod an sich, also der Zustand, macht mir keine Angst. Das, wovor ich mich wirklich fürchte, sind die letzten Sekunden vor dem Tod. Der Moment, in dem mir klar wird: ›Gleich ist es vorbei. Für immer. Und du kannst nichts mehr daran ändern.‹« Wie aus dem Nichts schießt plötzlich ein

Schmerz durch mein Herz, der wie ein Geysir mit aller Gewalt an die Oberflache will. Ich schluchze. Bringe kein Wort mehr heraus. Bebe am ganzen Körper. Frau Mertens steht auf, holt die Box mit den Taschentüchern, die auf der Fensterbank steht, und bringt sie mir.

»Danke.« Schniefend zupfe ich drei Tücher heraus.

Während Frau Mertens die Box wieder zurückstellt, schnäuze ich mir die Nase und wische meine feuchten Augen ab. Ich bin froh, dass ich heute Morgen zu faul war, Wimperntusche aufzutragen.

»Möchten Sie, dass wir weitermachen?«, fragt Frau Mertens, als ich mich wieder beruhigt habe.

Ich nicke und knülle die feuchten Tücher in meiner Hand zusammen.

»Gerne.«

»Wie kommen Sie eigentlich darauf, dass es diesen schrecklichen Moment kurz vorm Absturz gibt?« Frau Mertens schiebt ihre Brille, die mal wieder ein wenig nach vorne gerutscht ist, mit dem Zeigefinger zurück.

»Ich habe einmal als Kind geträumt, dass ich ertrinke. Damals im Traum habe ich genau diese Sekunden durchlebt. Und seitdem habe ich Angst davor. Vor der Erkenntnis, dass jetzt alles vorbei ist und ich nichts mehr daran ändern kann.«

»Nun ja, das war ein Traum, auch wenn er sich sehr real angefühlt hat. Ich habe ehrlich gesagt Zweifel daran, dass es wirklich so ist.«

»Warum?«, frage ich irritiert.

»Weil Menschen, die dem Tod schon sehr nahe waren, andere Dinge berichten. Menschen, die zum Beispiel einen schweren

Unfall überlebt haben, erzählen oft, dass sie sich von außen gesehen haben oder dass alles in Zeitlupe ablief. Und Menschen mit einer Nahtoderfahrung schildern häufig, dass ihr Leben rückwärts ablief oder dass da ein helles Licht war, von dem sie sich angezogen fühlten. Aber von diesem schmerzhaften Moment des Bedauerns habe ich noch nicht gehört.«

Ich schweige. Denke über das nach, was Frau Mertens gerade gesagt hat. Könnte es sein, dass ich mich so viele Jahre vor einem Moment gefürchtet habe, den es gar nicht gibt? Die Vorstellung ist tröstlich. »Vielleicht haben Sie recht«, sage ich schließlich. »Trotzdem kann ich mir nicht vorstellen, ohne Tabletten zu fliegen. Meine Angst ist einfach zu groß.«

Die strenge Steilfalte über Frau Mertens' Nasenwurzel kommt wieder mal zum Vorschein. »Also, das kann ich jetzt gar nicht glauben«, sagt sie und klingt fast empört. »Sie sind mit dem TGV gefahren, waren mehrmals mit dem Auto auf der Autobahn, sind im Kletterwald über hohe Hindernisse gekraxelt. Und jetzt wollen Sie mir sagen, Sie könnten nicht drei Stunden lang fliegen. Mit dem sichersten Verkehrsmittel der Welt? Klar schaffen Sie das!«

»Aber es ist ja nicht nur der Flug, vor dem ich Angst habe«, sage ich und höre selbst, wie verzweifelt meine Stimme klingt. »Alles drum herum ist auch schrecklich. Ich weiß gar nicht, wie ich es in dem riesigen Flughafen aushalten soll, ohne frische Luft. Außerdem werde ich stundenlang gefangen sein: Nach der Passkontrolle darf ich das Gebäude nicht mehr verlassen. Dann sitze ich dort fest, habe keine Kontrolle mehr. Und dann noch das enge Flugzeug, aus dem ich nicht mehr rauskann und das vielleicht abstürzen wird. Das schaff ich einfach nicht.«

»Wenn Sie Tabletten nehmen, kann das Flugzeug trotzdem abstürzen«, stellt Frau Mertens trocken fest.

»Ja natürlich, aber dann ist mir das hoffentlich egal«, erwidere ich sarkastisch und lache.

»Und was ist mit Ihren Kindern, wollen Sie nicht für sie da sein, anstatt mit Tabletten ruhiggestellt neben ihnen zu sitzen?«, versucht es Frau Mertens mit einem weiteren Argument.

»Ich denke, ich kann besser für sie da sein, wenn ich ruhig und angstfrei bin«, heble ich es aus.

»Aber Sie sind doch auch ein Vorbild, wie wollen Sie Ihren Kindern erklären, dass Sie eine völlig irrationale Angst mit Tabletten betäuben?« Frau Mertens lässt nicht locker.

»Ich würde sie natürlich heimlich nehmen, sodass meine Kinder nichts merken«, kontere ich.

Frau Mertens blättert in ihren Notizen. Dann hebt sie den Kopf: »Tabletten sind wieder eine Form der Vermeidung«, zückt sie ihren letzten Trumpf.

Der Satz hängt wie ein unsichtbares Transparent im Raum.

Nach ein paar Sekunden der Stille setzt sie noch einmal an: »Sie kennen doch inzwischen genügend Instrumente, die Sie bereits erfolgreich angewandt haben: Sie können vor der Reise wieder Suggestionsübungen machen, das hat beim TGV sehr gut gewirkt. Während Start und Landung können Sie sich auf Ihre Atmung konzentrieren. Und während des Flugs können Sie sich ablenken. Mit Musik, einem Hörbuch oder mit einem Spiel. Spielen Sie doch mit Ihren Kindern ›Mau Mau‹ oder ›Vier gewinnt‹, das gibt es auch als Miniaturausgabe für die Reisetasche.«

Ich spüre, wie mir Tränen in die Augen schießen. Am liebsten würde ich jetzt auf der Stelle aufspringen und Frau Mertens ins Gesicht brüllen: »Lassen Sie mich endlich in Ruhe, verdammt noch mal! Ich will nicht ›Vier gewinnt‹ spielen, ich will meine Tabletten!«, und einfach aus dem Raum rennen und nie wieder kommen. Stattdessen schlucke ich meine Tränen runter, denn leider weiß ich, dass Frau Mertens recht hat. Und obwohl ich all ihre Argumente nicht hören will, bin ich ihr doch dankbar für diesen Widerstand. Dafür, dass sie mich nicht aus ihren Fängen lässt. Streng ist. Kämpft. Gegen mich und gleichzeitig für mich.

»Was halten Sie von folgender Idee: Sie lassen sich von Ihrem Hausarzt ein angstlösendes Medikament verschreiben, eines, das sehr schnell wirkt. Ihr Mann nimmt es an sich und steckt es in sein Handgepäck. Und wenn Sie merken, dass Sie eine Panikattacke bekommen, nehmen Sie eine Tablette. Aber nur dann, im Notfall.«

»Das klingt gut«, stimme ich dankbar und erschöpft zu. Endlich habe ich das Gefühl, nicht mehr ungesichert über ein hohes Drahtseil laufen zu müssen.

5. AUGUST

Ich betrachte das weiße Döschen in meiner Hand, das ich eben aus der Apotheke geholt habe. Die blauen Pillen darin habe ich schon zwei Mal vor Flügen genommen. Sie waren perfekt, haben mein Angstzentrum komplett ausgeschaltet, ohne mich müde oder benommen zu machen. Ich war in das Flugzeug gestiegen, gelassen wie ein Buddha und bereit, notfalls auch zu sterben, ohne dass mir diese Vorstellung etwas ausgemacht hätte. Ich öffne den Spiegelschrank in meinem Badezimmer und stelle es hinein. Hier will ich es aufbewahren, bis es am Tag des Fluges in Clemens' Reiserucksack wandert. Nur für das Gefühl von Sicherheit. Denn ich weiß jetzt, dass ich keine Tablette nehmen werde, solange das Flugzeug nicht wirklich abzustürzen droht.

Gestern habe ich mir drei Hörbücher zum Thema Angst runtergeladen, die mir meine Followerinnen von mein_kleiner_mutgarten empfohlen haben. Eine Selbsthypnose und

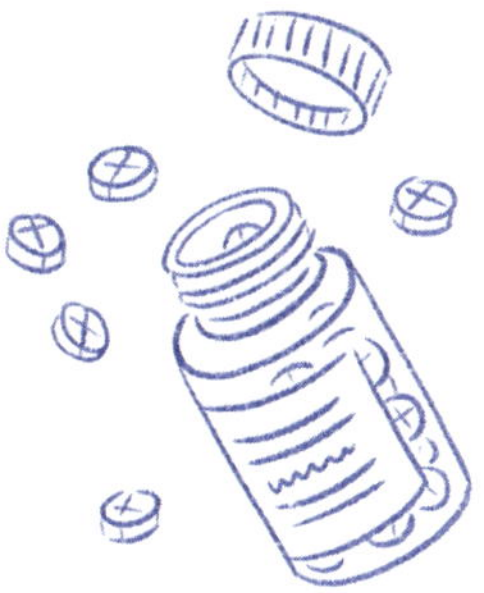

zwei Sachbücher, eines mit neuesten Erkenntnissen aus der Hirnforschung. Vielleicht finde ich dort noch ein paar wertvolle Tipps, die mir helfen, in den nächsten Tagen und während des Fluges weniger Angst zu haben.

Und wenn alles schiefgeht, muss ich die Angst eben aushalten. Ich weiß, dass dann mein Herz rast. Dass mir schwindelig und schlecht ist. Dass ich am ganzen Körper zittere und mich vielleicht übergebe. Dass ich mich so elend fühle wie bei der schlimmsten Magen-Darm-Grippe. Aber ich weiß auch, dass ich nicht daran sterben werde. Und dass dieser schreckliche Zustand nicht ewig anhält. Ich habe gelesen, dass die meisten Panikattacken maximal dreißig Minuten dauern, weil die Ausschüttung von Stresshormonen irgendwann abebbt. Ich kann also darauf vertrauen, dass ich nicht stundenlang leiden muss.

Seit ich wieder Auto fahre, habe ich das Gefühl, dass meine Angst weniger wird und mein Gehirn langsam begreift, dass nicht überall Gefahren auf mich lauern. Neulich, als ich mit meiner Tochter im Einkaufszentrum war, ist mir erst hinterher, als wir schon längst wieder draußen waren, aufgefallen, dass ich mich überhaupt nicht unwohl gefühlt habe. Nicht ein Mal habe ich nach den Notausgängen Ausschau gehalten. Es war ein ganz normaler Einkaufsbummel, so wie früher.

Ich sehe in den Spiegel und halte inne. Obwohl ich hier jeden Morgen stehe und mich schminke und abends alles wieder abwasche, habe ich mich schon lange nicht mehr bewusst wahrgenommen. Die Frau, die ich hier noch vor ein paar Monaten gesehen habe, wirkte oft wie ein Geist. Müde und blass, mit großen, ängstlichen Augen. Jetzt blitzt mir ein kampfeslustiger Blick entgegen, und meine Haut hat bei der Gartenarbeit in den letzten Wochen eine leichte Bräune angenommen. Ich wirke viel entspannter, so als würde ich zumindest ab und zu in mir ruhen.

Unwillkürlich lege ich eine Hand an meine Wange. Im selben Moment durchströmt mich ein warmes, angenehmes Gefühl. Ich schmiege mich in meine Hand und schließe die Augen. Genieße die Berührung, die gerade so tröstlich ist, als wäre es die Hand meiner Mutter, die mich streichelt. Ich atme tief ein. Und aus. Lasse mich fallen in das Gefühl von Geborgenheit.

Irgendwann öffne ich die Augen und sehe wieder die Frau im Spiegel. »Ich bin sehr stolz auf dich«, sage ich zärtlich.

11. AUGUST

Ich stehe in der Küche und räume die Spülmaschine aus. In meiner Gesäßtasche brummt es. Ich ziehe das Handy heraus und sehe, dass Judith anruft.

»Hey, Süße, wie geht's?«, begrüße ich sie.

»Bestens!«, kommt es vergnügt zurück.

»Du bist ja gut gelaunt. Gibt's was Besonderes?«, frage ich, während ich nach den Bluetooth-Kopfhörern greife, die auf der Arbeitsfläche liegen, und sie mir in die Ohren stecke.

»Ich habe großartige Neuigkeiten!« Judiths Stimme überschlägt sich fast vor Begeisterung, und ich kann buchstäblich hören, wie breit ihr Grinsen ist.

»Na, dann mal raus mit der Sprache.«

»Ich habe dir doch neulich von ›Bauchgefühl‹ erzählt, erinnerst du dich?«, will Judith wissen.

»Du meinst das neue Onlinemagazin, das bald rauskommt und für das du die Gesundheitstipps schreiben sollst?«

»Ja, genau. Nicht nur die Tipps, sondern auch große Gesundheitsgeschichten. ›Bauchgefühl‹ soll ein Wohlfühlheft für Frauen zwischen 30 und 50 sein, mit allen Themen, die uns heute so beschäftigen: Nachhaltigkeit, Psychologie, Feminismus, Work-Live-Balance und so weiter. Ein Schwerpunkt soll auch das Thema Natur sein.«

Während Judith spricht, räume ich die Wassergläser in den Hängeschrank. »Und was ist jetzt die große Neuigkeit?«

»Na ja, wie du weißt, braucht jedes gute Heft auch eine eigene Kolumnistin.«

»Das ist ja großartig! Ich freue mich für dich!«

»Ganz falsche Fährte.« Meine Freundin lacht.

»Warum?«

»Weil nicht ich die neue Kolumnistin werde, sondern vielleicht du.«

»Ha, ha, sehr witzig. Wir haben heute den 11. August und nicht den 1. April, falls du es noch nicht bemerkt hast«, erwidere ich flapsig und bücke mich, um einen Topf aus der unteren Etage der Spülmaschine zu nehmen.

»Ehrlich, ich mache keine Scherze. Du bist wirklich in der engeren Auswahl.«

»Quatsch«, sage ich, immer noch ungläubig, und lehne mich gegen die Arbeitsfläche.

»Doch.« Judith kichert wie ein Teenager. »Deine liebe Freundin hat's eingefädelt. Eigentlich gab es schon eine Kolumnistin, aber die hat vor zwei Wochen wieder abgesagt. Daraufhin hat meine Chefin im letzten Zoommeeting das Team um Vorschläge gebeten. Und da kamst du mir mit deinem Insta-Blog in den Sinn. Deine Beiträge sind richtig toll, an dir ist echt eine Printjournalistin verloren gegangen. Ich habe meiner Chefin einen Link zu deinem Blog geschickt und sie war total begeistert von deinem Ton. Jetzt bist du in der engeren Auswahl und sollst ihr drei weitere Textproben schicken.«

»Nicht dein Ernst?«, kreische ich.

»Mega, oder?«

»Aber ich weiß gar nicht, ob ich so was überhaupt kann«, füge ich unsicher hinzu.

»Klar kannst du das. Und wenn du willst, schaue ich auch noch mal über die Texte, bevor du sie abgibst.«

»Danke, Süße, du bist großartig!«, juble ich und staple den Topf so schwungvoll auf einen anderen, dass es laut scheppert.

»Hey, nimm nicht gleich die ganze Bude auseinander«, sagt Judith am anderen Ende der Leitung und lacht.

14. AUGUST

»Mami, das war so toll.« Die Augen meines Sohnes, deren hellblaue Farbe er von meinem Vater geerbt hat, strahlen vor Begeisterung. »Hast du gesehen, wie knapp der Bussard über meinen Kopf hinweggeflogen ist? Der hat mich fast berührt.«

»Ja, das war klasse«, stimme ich ihm zu. »Und auch die anderen Vögel fand ich beeindruckend. Ich habe noch nie zuvor einen Uhu in freier Wildbahn gesehen.« Es ist Sonntag, und wir haben den herrlichen Sommertag genutzt, um einen Ausflug zu einer alten Burgruine mit Greifvogelschau zu machen.

»Können wir noch mal in den Shop gehen?«, fragt mein Sohn, während er auf dem breiten Kiesweg neben mir hertrottet. Seine kleine Hand mit den Grübchen auf dem Rücken steckt in meiner. Clemens und meine Tochter gehen hinter uns.

Mist, denke ich, denn ich weiß, worauf diese Bitte zu neunundneunzig Prozent hinauslaufen wird, nämlich, dass wir gleich mit einem neuen Mitbewohner in Form eines Kuscheltiers nach Hause gehen. Vorhin, als wir vor der Show schon einmal im Shop waren, war es mir gerade noch so gelungen, ihn ohne Tier wieder herauszubugsieren, und ich hatte gehofft, dass er den Shop inzwischen vergessen hat. Was, um ehrlich zu sein, ziemlich naiv war. Mein Sohn liebt Kuscheltiere und kann in seinem Bett kaum noch schlafen, weil es darin von diversen Teddys und anderem Getier nur so wimmelt.

»Warum?«, stelle ich mich absichtlich dumm.

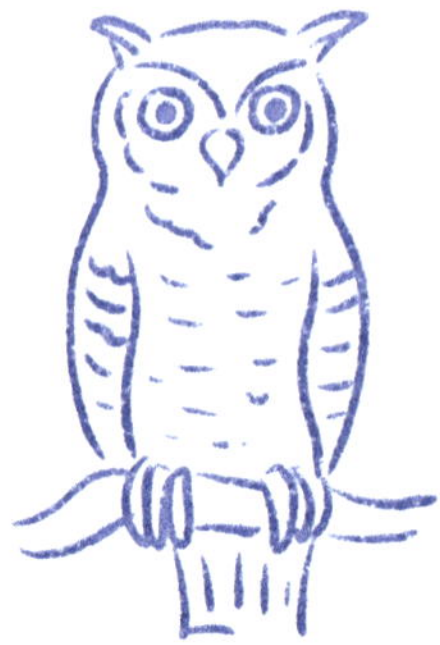

»Da war so ein kleiner Adler, der war richtig flauschig. Den würde ich mir gerne noch mal ansehen. Bitte, bitte, Mami, nur ganz kurz«, fügt er hinzu, als er merkt, dass ich mit meiner Antwort zögere.

Ich seufze und drehe mich hilfesuchend zu Clemens um. Offenbar hat er unser Gespräch mitangehört, denn er rollt in gespielter Verzweiflung die Augen gen Himmel.

»Und, was sagst du dazu?«, frage ich meinen Mann.

»Na ja«, ist die wenig eindeutige Antwort. Clemens ist, was das Thema »Kinderwünsche ausschlagen« angeht, viel weicher als ich.

»Mami, bitte, bitte! Ich will auch noch mal in den Shop«, bettelt jetzt auch mein anderes Kind.

»Na gut«, gebe ich mich geschlagen. »Meinetwegen. Aber wenn ihr euch was kaufen wollt, dann von eurem Taschengeld.«

»Ja!«, jubeln beide, und mein Sohn vollführt zusätzlich noch ein kleines Freudentänzchen, indem er von einem Bein aufs andere hüpft. Ich habe ihm schon länger nicht mehr erlaubt, ein Stofftier zu kaufen, denn wenn ich ihn gewähren ließe, würde er seine ganzen Ersparnisse in neue Pelzfreunde investieren.

»Okay«, sage ich. »Clemens, gehst du mit den beiden vor? Ich muss noch mal schnell wohin. Oder muss auch jemand von euch zur Toilette?«

Vehementes Kopfschütteln.

»Gut, also bis gleich.« Ich wende mich nach rechts und folge dem WC-Schild, während meine Familie geradeaus weitergeht. Mein Weg führt an der alten Burgruine vorbei, die fast nur noch aus einem hohen Gemäuer und einem dahinterliegenden Innenhof besteht. Die Flugshow war auf der großen Wiese auf der anderen Seite der Mauer. Der Himmel über mir ist blau und nur ein paar vereinzelte Schäfchenwolken sind zu sehen. Ich atme tief ein und bin dankbar für diesen wunderschönen Tag, an dem ich noch nicht ein einziges Mal Angst hatte.

Mit einem dumpfen Geräusch prallt ein Gesteinsbrocken direkt vor mir auf den Weg. Erschrocken bleibe ich stehen, starre auf den Brocken. Dann schaue ich nach oben. Doch ich kann nicht ausmachen, wo er hergekommen ist. Etwa zwei Meter über mir ist eine Fensternische in die Mauer eingelassen. Hat jemand von dort aus den Stein runtergeworfen und sich schnell weggeduckt? Vielleicht Kinder, die dachten, dies sei ein lustiger Streich? Oder hat er sich an irgendeiner anderen Stelle aus der Mauer gelöst und ist einfach so hinabgefallen? Ich gehe vor, bücke mich, hebe ihn auf. Er ist schwerer, als ich angenommen habe.

Was wäre passiert, wenn mich dieser Stein erwischt hätte? Wenn er nicht vor meine Füße, sondern auf meinen Kopf gefallen wäre? Hätte er mich dann töten können?

Ich gehe weiter, bin wie benommen.

Bin ich gerade um ein Haar dem Tod entronnen?

Plötzlich kommt mir all meine Angst so absurd vor. Ich bin seit Jahren nicht mehr geflogen und meide auch sonst alles, was mir irgendwie gefährlich erscheint. Und wozu? Um dann bei einem völlig harmlosen Sonntagsausflug auf dem Weg zur Toilette von einem Stein erschlagen zu werden?

Was wäre, wenn es wirklich so etwas wie Schicksal gäbe? Wenn tatsächlich alles vorbestimmt wäre? Dann hätte ich sowieso keinen Einfluss auf mein Ende.

Ich werde diesen Stein mit nach Hause nehmen, beschließe ich. *Als Mahnmal. Dafür, dass es keine Sicherheit gibt. Und dass das im Umkehrschluss bedeutet, dass ich alles wagen kann.*

20. AUGUST

Das Piepen des Weckers dringt in meinen Schlaf. Ich öffne die Augen und weiß sofort, dass heute *der Tag* ist, der seit Wochen meinen Kopf regiert. Der meine Schultern verkrampft hat und meine Zähne hat knirschen lassen.

Wenige Minuten später stehe ich unter der Dusche. Heißes Wasser prasselt auf meinen Kopf. Doch das nehme ich kaum wahr. Stattdessen spüre ich Übelkeit in mir aufsteigen, einen unangenehmen Brechreiz, der mir signalisiert, dass mein Magen seinen Inhalt gerne über die Speiseröhre entleeren würde.

Hallo Angst, begrüße ich mein Gefühl im Geiste. *Alles gut. Du brauchst mich nicht beschützen.* Dann beschließe ich, eine Übung gegen körperliche Angstsymptome aus meinem Hörbuch[**] auszuprobieren. Ich soll mir folgende Fragen stellen: Wo kommt die Übelkeit her? Hat sie eine Richtung? Ich spüre in mich hinein: Sie kommt aus meinem Magen und will von unten nach oben. – Welche Farbe könnte sie haben? Rot. – Ist sie heiß oder kalt? Heiß. *Da ist also etwas Rotes, Heißes in mir, das von unten nach oben will*, fasse ich gedanklich zusammen. Jetzt soll ich mir ein passendes Gegenbild suchen: *Kaltes blaues Wasser*, schießt es mir sofort durch den Kopf. Ich schließe die Augen und stelle mir vor, wie kaltes blaues Wasser meine Spei-

** Diese und auch die folgenden Übungen in diesem Kapitel stammen aus dem Hörbuch ›Panikattacken und andere Angststörungen loswerden‹ von Klaus Bernhardt.

seröhre hinabrinnt. Gleichzeitig murmle ich: »Kaltes blaues Wasser fließt von oben nach unten.« Nach ein paar Wiederholungen öffne ich die Augen. Verrückt. Die Übelkeit ist wirklich weg.

Ich wecke Clemens, der sich noch mal auf die Seite gerollt hat, und die Kinder, packe die Kosmetiksachen in den Koffer, schmiere Brote zum Mitnehmen. Als ich wieder nach oben laufen will, bleibt mein Blick im Flur an meinem Spiegelbild hängen. Ich sehe eine Frau, die unter ihrer Bräune blass ist, mit krummem Rücken und nach oben gezogenen Schultern. Die so wirkt, als wolle sie sich in sich selbst verkriechen. *Nix da.* Ich richte mich auf und lasse die Schultern fallen. Ich habe in den letzten Tagen einiges über Embodiment gelesen. Darüber, wie Körperhaltung und Psyche zusammenhängen. Wenn wir uns sicher und stark fühlen, gehen wir zum Beispiel aufrecht. Wenn wir uns schwach fühlen, gebeugt. Wenn wir glücklich sind, grinsen oder lachen wir. Wenn wir betrübt oder deprimiert sind, sinken unsere Mundwinkel nach unten. Das Gute daran: Wir können mit unserer Körperhaltung auch unsere Psyche beeinflussen. Zum Beispiel, indem wir eine gerade und selbstbewusste Haltung einnehmen und grinsen. Weil unser Gehirn diese Haltung nur mit »Ich bin gut drauf und fühle mich wohl« in Verbindung bringt, vertreibt eine solche Körperhaltung angeblich die Angst. Klingt seltsam, aber ich will es trotzdem ausprobieren. Deshalb hebe ich meine Mundwinkel so weit nach oben, wie es meine Gesichtsmuskulatur zulässt. Mein Körper sagt jetzt: »Ich fühle mich stark und bin gut drauf.« Eine Botschaft, die sich hoffentlich auch auf mein Gehirn überträgt. Aufrecht und grinsend laufe ich weiter durchs Haus. Scheuche meine Familie zum Frühstück, kontrolliere meinen Reiserucksack, suche das Handyladekabel. Zwischendurch muss ich immer mal wieder schmunzeln, weil ich mein Dauergrinsen irgendwie lustig finde. Die Zeit verfliegt, und ich bin überraschend ruhig. Ich spüre keine Angst, nur eine unterschwellige Nervosität.

Um kurz vor acht hält ein kleiner schwarzer Bus vor unserer Haustür. Der Flughafenshuttle, den wir uns gegönnt haben, obwohl in unserer Pauschalreise eine kostenlose Zugfahrt enthalten war. Denn auf die Frage: »Was brauche ich wirklich, um ohne Angst fliegen zu können?«, war die Antwort ganz klar: eine entspannte Anreise zum Flughafen, die nicht noch zusätzliche Nerven kostet. Keinesfalls wollte ich vor Aufregung bibbernd am Bahngleis stehen und hoffen, dass der nächste Zug pünktlich kommt, weil der gebuchte bereits ausgefallen ist, oder während der Fahrt auf freier Strecke stehenbleiben, weil der Zug einen Motorschaden hat oder ein Stellwerk defekt ist.

Unser Fahrer, ein Mann Mitte fünfzig mit freundlichen braunen Augen, begrüßt uns. Er lädt die Koffer ein. Clemens setzt sich nach vorne, die Kinder und ich gehen auf die Rückbank.

Nach ein paar Minuten schließt Clemens die Augen und versucht zu dösen, die Kinder haben ihre Kopfhörer auf und lauschen ihrem Hörspiel. Ich bücke mich, hole mein Handy aus der Handtasche zu meinen Füßen und sehe, dass ich zwei neue Nachrichten habe: »Schatzi, ich denke an dich! Du schaffst das!«❤❤❤💪, hat Judith geschrieben. Und auch Miri hat an mich gedacht: »Guten Flug. Bin mega stolz auf dich!«❤😍. *Wie lieb*, freue ich mich und bin unendlich dankbar für meine zwei besten Freundinnen, die, auch wenn sie in anderen Städten leben, gefühlt immer an meiner Seite sind. Ich weiß nicht, wie mein letztes Jahr ohne sie verlaufen wäre. Ich schicke beiden einen Kuss-Smiley zurück und lasse das Handy wieder in die Handtasche gleiten.

Ich plaudere ein wenig mit unserem Fahrer und schaue ihm über die Schulter. Er fährt langsam auf der rechten Spur. Meist zwischen 80 und 100 km/h. Ab und zu weicht er auf die mittlere Spur aus, um einen LKW zu überholen. Er fährt nie nah auf, schaut in den Rückspiegel und wartet, bis die Lücke für ihn groß genug ist, und vollzieht seine Überholmanöver langsam, ohne sich von den hinteren Autos stören zu lassen. Er fährt mit einer Ruhe und Gelassenheit, wie ich sie noch nicht mal beim Yoga hinbekomme. Er könnte schneller fahren, sein Bus gäbe das von der PS-Zahl her. Aber er tut es nicht. Er scheint niemandem beweisen zu müssen, was für ein guter, rasanter Fahrer er ist. Ganz anders als die meisten Männer, neben denen ich bisher als Beifahrerin gesessen habe. *So kann Autofahren also auch sein*, denke ich und beneide ihn um seine innere Ruhe. *Wenn ich wieder zu Hause bin, werde ich weitere Fahrstunden nehmen. Und genau diesen Fahrstil üben*, beschließe ich.

Nach knapp einer Stunde sind wir am Ziel. Da ist er, der Flughafen, dieses riesige Gebäude mit imposanter Glasfront. Da muss ich gleich rein. Über zwei Stunden lang, ohne frischen Sauerstoff. Und von dort aus muss ich in das kleine, enge Flugzeug steigen, aus dem es endgültig kein Entrinnen mehr gibt. Ein Bild schießt mir durch den Kopf: Ich sehe mich panisch im Flugzeug sitzen. Es wackelt und ich kralle mich mit angstverzerrtem Gesicht an den Armlehnen fest. Ich versuche es mit einer weiteren Übung aus dem Buch: Ich kneife die Augen zu, konzentriere mich auf das Bild in meinem Kopf und versuche, es schrumpfen zu lassen. Als es nur noch ein kleiner schwarzer Punkt ist, lasse ich aus dem schwarzen Punkt ganz schnell ein neues Bild herausspringen. Ich sehe mich den Gang des Flugzeuges Richtung Ausgang laufen. Lachend, fröhlich. Mit entspanntem Gesichtsausdruck, denn ich habe es geschafft. Ein guter Flug liegt hinter mir. *Ich will fliegen*, sage ich mir, straffe die Schultern, setze mein Grinsen auf und verlasse den Bus.

Der Fahrer hebt unsere Koffer raus. Wir nehmen sie entgegen und laufen über die breiten Gehwegplatten Richtung Eingang. Schon aus der Ferne sehe ich die Schiebetüren. Eine junge Familie mit zwei kleinen Kindern geht hindurch. Ganz selbstverständlich, so als sei dies die normalste Sache der Welt. Sie kämen wohl nie auf die Idee, dass es Menschen gibt, für die diese Türen Gefahr bedeuten. Menschen wie mich. Jeden Meter, den wir uns ihnen nähern, wird die Unruhe in mir größer. Sie schwingen auf. Ich atme gegen den Widerstand an, der meine Beine zum Umkehren zwingen will. Gehe hindurch. *Zu wenig Luft*, sagt mein Gehirn. Die Türen schließen sich hinter mir. Die Nervosität wird größer, die Angst züngelt wie eine kleine Flamme.

»Geht's dir gut, Mami?«, fragt meine Tochter, die etwas gemerkt zu haben scheint. Ich habe meinen Kindern vor ein paar Tagen gesagt, dass ich ein bisschen aufgeregt bin, weil ich so lange nicht mehr geflogen bin. Ich wollte nicht, dass sie sich zu sehr erschrecken, sollte ich doch Panik bekommen.

»Danke, alles okay«, antworte ich und versuche, einen entspannten Gesichtsausdruck aufzulegen. Ich will nicht, dass sich meine Unruhe auf sie überträgt. Ich straffe die Schultern, setze wieder mein Grinsen auf und reiße mich zusammen.

Während wir vor einem Monitor Halt machen, um rauszufinden, zu welchem Check-in-Schalter wir müssen, nutze ich den unbeobachteten Moment. Ich schließe die Augen und stelle mir vor, dass meine Rippen aus Stahl sind. Ich atme ein und sehe dabei das Bild, wie sich meine Rippen von innen nach außen dehnen und dabei einen Ledergürtel sprengen, der meinen Brustkorb umschließt. Mein Brustraum wird freier, ich bekomme wieder mehr Luft. Danach stelle ich mir meinen Bauchraum vor. Darin befindet sich eine kleine, leuchtende Sonne, die mich innerlich wärmt und sich von innen nach außen dehnt. Nach mehreren Atemzügen bin ich ruhiger. Die Angstflamme ist erloschen.

Die nächste Stunde geht es mir gut. Das Einchecken und meine Lieben um mich herum lenken ab. Mir gelingt es sogar, ein Brot zu essen. Ich plaudere munter mit meinen Kindern, versuche, mich von ihrer Vorfreude anstecken zu lassen. Erzähle ihnen, wie toll es sich anfühlt, wenn das Flugzeug vom Boden abhebt und man in den Sitz gedrückt wird. Wie lustig es ist, wenn man durch Wolken fliegt und das Flugzeug dabei ein bisschen wackelt. Und dass sie auch bei stärkeren Turbulenzen keine Angst haben müssen, diese seien nicht gefährlich, sondern völlig normal auf einem Flug. Es tut gut, so ungezwungen über das Fliegen zu sprechen, und zwischendurch habe ich das Gefühl, selbst an das glauben zu können, was mein Mund da gerade erzählt. Vielleicht liegt es an meiner straffen, selbstbewussten Körperhaltung und dem Dauergrinsen?

Dann wird es Zeit, durch die Sicherheitskontrolle zu gehen.

Jetzt könnte ich noch zurück, schießt es mir durch den Kopf. *Die Rolltreppe runter, durch die große Halle und nach draußen rennen. Frischen Sauerstoff atmen.* Doch statt zu fliehen, gehe ich durch eine automatische Schiebetür und betrete einen großen Raum, in dem eine lange Menschenschlange steht. Schlagartig wird mir schwindelig im Kopf. Es rauscht in meinen Ohren. Das Atmen fällt mir schwer. Mir ist schlecht. *Ruhig bleiben*, sage ich mir, als wir uns in die Schlange einreihen, und schließe die Augen. Ich stelle mir die Stahlrippen vor, die den Gürtel sprengen. Als ich die Augen wieder öffne, ist die Schlange ein bisschen vorgerückt. Wieder schließe ich die Augen. *Kaltes blaues Wasser fließt durch meine Speiseröhre von oben nach unten.* Augen auf. Wieder drei Schritte vor. Augen zu. *Eine warme, hell leuchtende Sonne breitet sich in meinem Bauch aus, weitet die Bauchdecke von innen nach außen.* Augen auf. Fünf Schritte vor. Familie anlächeln. Augen zu. Stahlrippen. Augen auf. So bewege ich mich vorwärts. Niemand merkt etwas, alle sind zu abgelenkt und mit sich selbst beschäftigt. Je mehr wir uns der Sicherheitskontrolle nähern, desto ruhiger werde ich. Denn ich spüre, dass die Übungen helfen. Und damit habe ich den wertvollsten Schatz in der Hand, den ich besitzen kann: Kontrolle.

Während wir im Boardingbereich sitzen und warten – die Kinder lesen Comics, Clemens ist mit seinem Laptop beschäftigt –, nutze ich die Gelegenheit, um noch mal schnell bei Instagram reinzuschauen. Ich wische durch den Newsfeed. Bilder fliegen an meinen Augen vorbei. *Stopp*, sagt auf einmal die Stimme in meinem Kopf. *Was stand da eben?* Ich wische noch mal zurück, bis zu einer rosa unterlegten Kachel und lese: »Am Ende wird alles gut – und wenn es noch nicht gut ist, dann ist es noch nicht das Ende.« (Oscar Wilde) Es kommt mir so vor, als seien diese Worte gerade nur für mich bestimmt. Als wollte mir irgendjemand sagen: »Hab keine Angst. Du bist in Sicherheit. Selbst wenn gleich das Flugzeug abstürzt und du qualvolle Momente durchlebst, ist das noch nicht das Ende. Vertraue darauf, am Ende wird alles gut sein.«

Sechzig Minuten später sitzen wir im Flugzeug. Das Los hat entschieden, dass mein Sohn auf dem Hinflug am Fenster sitzen darf und meine Tochter auf dem Rückflug. Ich sitze zwischen den Kindern, Clemens schließt die Reihe ab. Anfangs hatte ich Bedenken, hätte gerne mit Clemens getauscht, weil ich dachte, dass ich mich am Gang wohler fühlen würde. Doch beide Kinder wollten unbedingt neben mir sitzen. So musste ich nachgeben, um einen Streit zu vermeiden. Jetzt bin ich dankbar für meinen Platz, denn die Nähe zu den Kindern tut mir gut.

Der Lautsprecher knackt. Eine freundliche Männerstimme, die zum Ersten Offizier gehört, begrüßt uns an Bord und informiert uns darüber, dass sich der Start um etwa zehn Minuten verzögern wird.

Mein Sohn nimmt seine Kopfhörer ab. »Was hat er gesagt?«

»Dass es bis zum Start noch ein bisschen dauert. Du kannst also ruhig noch mal dein Hörspiel anmachen.«

»Okay.« Er setzt seine Kopfhörer wieder auf und vergräbt seine Nase in seinen Schmuseteddy, der ihn seit seinem ersten Lebenstag begleitet.

Während ich an ihm vorbei aus dem Fenster schaue und meine Augen einem kleinen, mit Koffern beladenen Vehikel folgen, muss ich daran denken, dass ich vor fast genau einem

Jahr meine erste Panikattacke hatte. Und jetzt sitze ich hier, ohne Tabletten, in einem Flugzeug – bisher ohne Angst.

Ich kann es selbst kaum glauben, wie sehr sich mein Leben in den letzten 363 Tagen verändert hat. Auch wenn es verrückt klingt, aber inzwischen bin ich der Angst – so schlimm sie auch war und vielleicht gleich auch noch sein wird – dankbar. Denn sie hat mich wachgerüttelt. Hat mir unmissverständlich gezeigt, dass ich so nicht weitermachen kann. Dass ich mein Leben ändern muss, um wieder glücklich zu sein.

Ich lehne mich zurück, schaue über die vielen Köpfe hinweg, schließe die Augen. Atme tief ein und aus. So vieles ist inzwischen besser. Clemens ist wieder häufiger zu Hause, meine Mutter fühlt sich in ihrer neuen Umgebung wohl und ich habe mehr Zeit für mich, die Kinder und meinen Garten. Ich bin ausgeglichener und zufriedener, weil ich mit Frau Mertens' Hilfe lerne, besser auf mich und meine Bedürfnisse zu achten und offen zu sagen, was ich will und was nicht.

Nach dem Urlaub – das habe ich mir vorgenommen – werde ich ein paar Bewerbungen losschicken, denn dass ich in meiner Redaktion nicht mehr bleiben will, steht inzwischen fest. Nicht nur wegen Stefan und der vielen Überstunden. Auch weil ich endlich wieder einer Arbeit nachgehen will, die mich mehr erfüllt. Bei der ich mit Freude im Herzen dabei bin, weil ich sie als sinnstiftend empfinde. Vielleicht helfen mir meine Fahrstunden dabei, einen neuen Job in einer Redaktion zu bekommen. Inzwischen spuken aber auch ganz andere Ideen in meinem Kopf herum. Neulich habe ich mir Isabels Garten angesehen und sofort große Lust verspürt, an die Arbeit zu gehen. Sie hatte mir gesagt, dass auch zwei ihrer Freundinnen, die in einem Neubaugebiet wohnen, dringend jemand für die Gestaltung ihres Gartens suchen. Vielleicht könnte ich eine Umschulung machen und mich irgendwann, in nicht allzu ferner Zukunft, als freie TV-Redakteurin und als Landschaftsgärtnerin selbstständig machen? Dann wäre ich viel draußen in der Natur und könnte selbst entscheiden, welche Themen ich annehme und welche nicht. Vielleicht klappt es auch mit der Kolumne bei ›Bauchgefühl‹ und ich könnte mehr im Printbereich Fuß fassen? Oder – darauf hat Clemens mich vor ein paar Tagen gebracht, als ich wieder viele positive Reaktionen auf meinen neusten Mut-Post bekam – vielleicht könnte ich ein Buch schreiben? Schon als Kind habe ich davon geträumt, Autorin zu werden, und heute, mit den guten Rechtschreibprogrammen, wäre meine Rechtschreibschwäche zum Glück kein Hindernis mehr.

Auf einmal sind da so viele Möglichkeiten und auch, wenn ich nicht weiß, in welche Richtung es letztendlich weitergehen wird, weiß ich, dass ich etwas Neues wagen werde. Und dass ich, sollte der nächste Job mich nicht erfüllen, nicht wieder jahrelang unglücklich darin ausharren, sondern schneller etwas ändern werde. Ich will mein Leben nicht mehr nur erdulden. Ich will es gestalten. Genau wie jetzt. Ich habe nach wie vor nicht die Absicht, eine Vielfliegerin zu werden, die bei jeder Gelegenheit durch die Welt jettet. Es gibt genug gute Gründe, die dagegensprechen. Aber wenn es drauf ankommt, will ich fliegen können. Das Nichtfliegen soll meine freie Entscheidung sein. Und keine Vermeidung.

Wieder knackt der Lautsprecher. Ich öffne die Augen.

»Liebe Fluggäste, der Tower hat uns jetzt die Genehmigung

erteilt. Wir werden in Kürze starten«, verkündet der Erste Offizier.

Wenige Sekunden später setzt sich das Flugzeug ruckelnd in Bewegung.

»Mami, wir fahren!«, ruft meine Tochter.

Clemens blickt von seinem Laptop auf. »Alles okay, Schatz?«

»Alles gut.«

Ich spüre das wohlbekannte flaue Gefühl im Magen. *Kaltes blaues Wasser rinnt von oben nach unten*, stelle ich mir vor und versuche, weiterhin ruhig zu atmen. Gleichzeitig straffe ich meine Schultern und ziehe die Mundwinkel hoch.

Meine Kinder reden aufgeregt durcheinander. Ich lächle, nicke. Niemand merkt, dass ich innerlich unter Hochspannung stehe. Das Flugzeug hält an.

Die Turbinen heulen auf.

»Was ist das?«, fragt mein Sohn erschrocken und meine Tochter reißt ängstlich die Augen auf.

»Alles okay, das muss so sein«, beruhige ich die beiden.

»Cabin crew, prepare for take-off«, gibt der Erste Offizier der Kabine das Signal für den Start.

Wir fahren los, werden schneller und schneller. Die kleinen dünnen Reifen ruckeln über den Asphalt. *Jetzt*, denke ich und drücke die Hände meiner Kinder. Mein Herz flattert, aber ich habe keine Angst. Ich schließe die Augen, denke an den Felsbrocken, der mich vor wenigen Tagen fast erschlagen hätte. Und lasse los. Gebe die Kontrolle ab. An das Schicksal, das Universum, an Gott oder wer auch immer meine Geschicke lenkt. Vertraue darauf, dass alles gut wird. Atme tief ein und aus und spüre, wie sich langsam die Muskeln in meinen Schultern und

Oberschenkeln entspannen. Lasse mich in den Sitz sinken. Versuche, mit dem Flugzeug eins zu werden. Nichts in mir wehrt sich mehr. Ich bin bereit, alles anzunehmen.

Das Flugzeug steigt und ich spüre an seiner Neigung, dass wir eine Kurve fliegen. Um mich herum höre ich die Stimmen meiner Familie und das Raunen der anderen Passagiere, das überwiegend von den Flugzeuggeräuschen verschluckt wird.

Als ich die Augen wieder öffne, sehe ich, dass die Welt unter mir nur noch winzig ist.

Ich fliege, denke ich und fühle, wie sich ein echtes Lächeln auf meinem Gesicht ausbreitet. Ein Lächeln, das aus meinem Bauch herauskommt und meine Augen mitlächeln lässt.

In diesem Moment weiß ich, dass ich alles schaffen kann. Und dass etwas Wunderbares auf mich wartet. Kein Leben ohne Angst.

Aber ein Leben, in dem ich endlich den Mut habe, meiner Angst zuzuhören.

DANKSAGUNG

Am 22. August 2021 erlitt ich eine Panikattacke im Zug. Mir erging es genauso wie der Erzählerin in diesem Buch, nur dass ich, anders als sie, nicht in Mainz, sondern in Koblenz ausstieg. Es war ein einschneidendes Erlebnis, das mich auf den Gedanken brachte, dieses Buch zu schreiben. Kurz hatte ich auch überlegt, ob ich meine eigene Geschichte erzählen soll, doch ich habe mich dagegen entschieden, weil ich das Thema weiter fassen wollte. Die Geschichte ist also fiktiv, doch alle Gefühle meiner Erzählerin kenne ich nur zu gut.

Mein persönlicher Auslöser war die Corona-Zeit, sie hatte drei meiner fünf Säulen ordentlich ins Wanken gebracht. Auch ich musste Tabletten nehmen, eine Therapie machen und gegen meine Angst ankämpfen. Es war ein langer, steiniger Weg, aber es hat sich gelohnt. Heute sind meine Säulen wieder stabil und ich kann Zug fahren, traue mich auf die Autobahn und fliege ohne Tabletten.

Dass ich auf diesem Weg nicht alleine war, dafür danke ich meiner Familie und meinen Freundinnen. Es tut so gut, euch an meiner Seite zu wissen. Ich liebe euch von ganzem Herzen.

Geholfen haben mir, neben meiner wunderbaren und – zu Recht auch – strengen Verhaltenstherapeutin, zwei Hörbücher, die ich an dieser Stelle sehr gerne weiterempfehle: ›Panikattacken und andere Angststörungen loswerden‹ von Klaus Bernhardt. Die Suggestionsübungen, die meine Ich-Erzählerin vor der Fahrt mit dem TGV macht, und auch die Übungen vom 20. August sind daran angelehnt. Ebenfalls sehr hilfreich war die Einschlafhypnose ›Sorgen, Ängste und Panikattacken loswerden‹ von Patrick Lynen.

Auch bei meiner Agentur und meinem Verlag möchte ich mich bedanken. Dafür, dass ihr sofort an das Thema geglaubt und dieses Projekt gemeinsam mit mir umgesetzt habt. Es ist großartig, solch ein Team im Rücken zu haben.

Herzlichen Dank auch an meine Illustratorin Ruth Botzenhardt, für das wunderschöne Cover und die Illus, und an alle Buchhändlerinnen und Buchhändler sowie Bloggerinnen, die mein Buch weiterempfehlen.

Wie immer gilt mein letzter Dank euch, liebe Leserinnen. Ich freue mich sehr, dass ihr schon seit so vielen Jahren an meiner Seite seid, meine Bücher lest und weiterverschenkt, meine Lesungen besucht und mir persönliche Nachrichten schreibt. Ich hoffe, ihr konntet euch auch in diesem Buch wiederfinden und nehmt den einen oder anderen Gedanken mit als Inspiration für euren Alltag. Damit eure Angst kleiner wird oder sich, anders als bei mir, gar nicht erst Gehör verschaffen muss.